Dr. med. Michael Buhr
Dr. med. Volker Schlicht
Dr. med. Rainer Quadt
Dr. med. Frank Gassel
Michael Schmitz

Der gesunde Rücken

Dr. med. Michael Buhr
Dr. med. Volker Schlicht
Dr. med. Rainer Quadt
Dr. med. Frank Gassel
Michael Schmitz

Der gesunde Rücken

Rückenschmerzen vorbeugen und heilen

2. aktualisierte Auflage

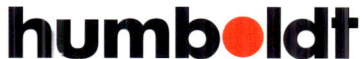

Bibliografische Information der Deutschen Nationalbibliothek
Die Deutsche Nationalbibliothek verzeichnet diese Publikation in der Deutschen Nationalbibliografie; detaillierte bibliografische Daten sind im Internet über http://dnb.ddb.de abrufbar.

ISBN 978-3-86910-320-4 (Print)
ISBN 978-3-86910-442-3 (PDF)

Die Autoren:
Die Autoren sind Fachärzte für Orthopädie mit Gemeinschaftspraxis in Bonn. Sie sind auf Wirbelsäulen- und Gelenkserkrankungen spezialisiert. Besonderen Wert legen sie auf die Diagnostik gestörter Bewegungsketten im Bereich der Wirbelsäule und Gelenke unter besonderer Beachtung der Erkenntnisse der Schmerztherapie, welche dem ganzheitlichen Therapieansatz folgt.

Bildnachweis:
Amir Kaljikovic 110, Artmann Witte 24, 133, bluestocking 66, Bundesverband Skoliose-Selbsthilfe e.V. 52, Carmen Steiner 92, E. Theel 17, Falkjohann 51, Gina Sanders 106, Hans Siegers 34, imageit 68, 82, iofoto 115, Juraj Vitkov 137, Kristian Sekulic 13, Laurin Rinder 15, Luitgard Kellner 71, Mario 112, Martinan 46, Max Tactic 95, 102, Meddy Popcorn 124, MEV 35, 83, 105, 108, 118, Patrick Hermans 26, Petra Wanzki 91, Physiomed Elektromedizin 86, Radu Razvan 59, 104, Rena Müller 77, Robert Ford 40, Sebastian Kaulitzki 16, 18, 41, 80, Udo Kroener 28, Vadim Andrushchenko 129, Valeri Thoermer 116, Violetstar 55, Yuri Arcurs 88, Yvonne Bogdanski 38, Uta Schmidt Thielemann, Dr. Dietrich Brück 20

2., aktualisierte Auflage

© 2011 humboldt
Eine Marke der Schlüterschen Verlagsgesellschaft mbH & Co. KG,
Hans-Böckler-Allee 7, 30173 Hannover
www.schluetersche.de
www.humboldt.de

Autor und Verlag haben dieses Buch sorgfältig geprüft. Für eventuelle Fehler kann dennoch keine Gewähr übernommen werden. Alle Rechte vorbehalten. Das Werk ist urheberrechtlich geschützt. Jede Verwertung außerhalb der gesetzlich geregelten Fälle muss vom Verlag schriftlich genehmigt werden.

Lektorat:	Dr. Doortje Cramer-Scharnagl, Edewecht
Covergestaltung:	DSP Zeitgeist GmbH, Ettlingen
Innengestaltung:	akuSatz Andrea Kunkel, Stuttgart
Titelfoto:	Panthermedia
Satz:	PER Medien+Marketing GmbH, Braunschweig
Druck:	Grafisches Centrum Cuno GmbH & Co. KG, Calbe

Hergestellt in Deutschland.
Gedruckt auf Papier aus nachhaltiger Forstwirtschaft.

Inhalt

Vorwort 10

Der Schmerz im Rücken 12
Viele Symptome – noch mehr Ursachen 12
Mosaiksteine erkennen und zusammensetzen 14

Anatomische Grundlagen 16
Die Wirbelsäule als Gliederkette 16
Die Wirbel 16
    Aufbau und Funktion der Wirbel 17
    Die Wirbelsäulenabschnitte 19
Die Schutzfunktion der Wirbelsäule:
Rückenmark und Nervensystem 21
Die Bandscheiben 22
    Der Aufbau der Bandscheiben 22
    Wie ernährt sich die Bandscheibe? 23
Die Beweglichkeit der Wirbelsäule 25
    Die Bänder 26
    Die Rücken- und Rumpfmuskulatur 27

Was ist Schmerz eigentlich? 28
Akut oder chronisch? 28
Schmerzen beschreiben 30
Reizleitung und -verarbeitung 31
Psychische Faktoren der Schmerzwahrnehmung 33
Schmerz betrifft den „ganzen" Menschen 35

Inhalt

Ursachen von Rückenschmerzen 36
Schmerzursache: Bandscheibenprobleme 38
   Der natürliche Alterungsprozess der Bandscheiben 39
   Welche Faktoren fördern den Verschleiß
   der Bandscheiben? 40
   Bandscheibenvorwölbung 41
   Bandscheibenvorfall 41
   Wie entsteht der Schmerz beim Bandscheibenvorfall? . . . 44
Schmerzursache: Schädigungen der Wirbelgelenke 45
   Facettensyndrom 46
   Foramenstenose 47
   Spinalkanalstenose 47
   Diskogener Schmerz 48
Schmerzursache: Schädigungen des Rückenmarks 48
Schmerzursache: Spezielle Wirbelsäulenerkrankungen 49
   Osteoporose 49
   Wirbelsäulenverletzungen 51
   Beckenschiefstand und Skoliose 52
Schmerzursache: Über- bzw. Fehlbelastung 54
   Muskelverspannungen 56
   Fehlbelastung der Bänder 57
   Fehlende Muskelkraft 58
   Bewegungsmangel 59
   Die Rolle der Ernährung 60
   Schwangerschaft und Geburt 61
Psychosomatischer Rückenschmerz 61

Diagnose – den Ursachen auf der Spur 63
Ermittlung der Vorgeschichte: die Anamnese. 64
    Was der Arzt fragen wird 65
    Hilfreich: das Schmerztagebuch. 65
Die körperliche Untersuchung. 66
Erklärung der Symptome: die Differenzialdiagnose 66
    Apparative Untersuchungsmethoden 67
    Neurologische Untersuchungsmethoden 72
    Blutuntersuchungen. 73

Die Therapie – ganzheitliches Denken ist gefragt . . . 74
Welche Therapie ist die beste? 76
Bewährt: die Stufentherapie 77
Neuraltherapie 78
Segmentbezogene Injektionstherapie. 79
Sichtgesteuerte Eingriffe 80
Massage 81
Krankengymnastik 82
Medizinische Trainingstherapie. 83
Manuelle Therapie. 84
Osteopathie. 85
Elektrotherapie 86
Magnetfeldtherapie 87
Akupunktur 88
Fußreflexzonenmassage 89
Kälte- und Wärmeanwendungen. 89
    Kälteanwendungen 90
    Wärmeanwendungen 91

Hypnose 91
Medikamentöse Therapien 92
    Nicht steroidale Antirheumatika (NSAR) 93
    Muskelrelaxanzien 94
    Corticosteroide 94
    Opioide 95
    Infiltrationstherapien 95
Operative Therapien 96
    Bandscheibenoperation 96
    Versteifungsoperation 99
Therapie der Osteoporose 100

Die besten Maßnahmen zur Selbsthilfe 101

Selbsthilfe bei akuten Schmerzen 103
    Stufenbettlagerung: die optimale Entlastung 103
    Wärme ist fast immer richtig 104
    Hilfreich, aber kein Allheilmittel: Medikamente
    gegen den Schmerz 105
    Den Teufelskreis durchbrechen mit Entspannung
    und Stressbewältigung 107
    Frühzeitig aktiv werden 108
Allgemeine Maßnahmen zur Entlastung der Wirbelsäule ... 109
Richtig Sport treiben 113
Richtig sitzen 118
    Schreibtischarbeit 118
    Sitzen im Auto 127
Richtig schlafen 128
    Das richtige Bett 129
    Nach dem Aufwachen 130

Die richtige Unterstützung für die Füße 132
Rücken und Haushalt 133
    Tipps für die Küche 134
    Tipps für den Hausputz 135
    Tipps für die Gartenarbeit 135
Rücken und Schwangerschaft 137
Rücken und Sex 138

Eine echte Hilfe: die Rückenschule 139

Einfache Übungen für einen starken Rücken 141
Becken und Rücken in Bewegung 142
Übungen auf dem Sitzball 145
Übungen auf allen Vieren 148
Übungen für Kraft und Ausdauer 152
Wichtig: Stretching nicht vergessen! 161

Register 163

Vorwort

Liebe Leserin, lieber Leser,

Rückenschmerzen gleich welcher Ursache machen circa 60 Prozent aller Behandlungsfälle in ärztlichen Praxen aus. Nahezu jeder von uns ist im Laufe seines Lebens zumindest einmal von mehr oder weniger starken Schmerzen im Wirbelsäulenbereich betroffen.

Rückenschmerzen sind die Hauptursache bei der Bewilligung stationärer medizinischer Heilbehandlungen und für Frühverrentung. Bei Männern sind sie der häufigste, bei Frauen der zweithäufigste Grund für Arbeitsunfähigkeit. Fünf Prozent der Bevölkerung – das sind vier Millionen Deutsche – leiden unter chronischen Rückenschmerzen. Zunehmend sind Menschen im jüngeren bis mittleren Lebensalter (24 bis 35 Jahre) betroffen, auch viele Kinder und Jugendliche klagen bereits über Rückenschmerzen.

Die dadurch entstandenen volkswirtschaftlichen Kosten werden in Deutschland auf 35 Milliarden Euro jährlich veranschlagt. Wenn „Rückenpatienten" über einen Zeitraum von sechs Monaten arbeitsunfähig sind, sinkt die Wahrscheinlichkeit, dass sie an ihren Arbeitsplatz zurückkehren können, auf 40 Prozent. Damit gehören Rückenbeschwerden zu den sehr teuren medizinischen Problemen unserer Zeit.

Allein aufgrund der hohen finanziellen Belastung, die unser Gesundheitssystem und die Volkswirtschaft zu tragen haben, sind alle Anstrengungen gerechtfertigt, um das schwerwiegende Krankheitsproblem „Rückenschmerzen" effektiv anzugehen. Gelingen kann dies allerdings nur mit modernen integrativen Konzepten in den Bereichen Diagnostik, Therapie, Rehabilitation und Vorsorge.

Entscheidend ist es, Rückenschmerzen oder zumindest deren Chronifizierung zu verhüten, akut auftretende Rückenschmerzen wirksam zu behandeln und Rückfällen durch geeignete Maßnahmen dauerhaft vorzubeugen.

> **Aktive Selbsthilfe**
> Auch Sie selbst können – und sollten – aktiv in den Verlauf und die weitere Entwicklung Ihrer Rückenschmerzen eingreifen. Nur wenn Sie als Betroffener rechtzeitig das Richtige tun, verhindern Sie, dass das Leiden chronisch wird. „Hilf Dir selbst" sollte das Motto heißen. Wie diese Selbsthilfe konkret aussieht, können Sie in diesem Buch erfahren.

Ihr
Dr. med. Michael Buhr
im Namen des Autorenteams

Der Schmerz im Rücken

Seit Tausenden von Jahren geht das „Säugetier Mensch" aufrecht. Die Wirbelsäule ist im Laufe der Evolution zu einem Achsorgan geworden, das nicht nur eine Stützfunktion hat, sondern gleichzeitig die Beweglichkeit des Rumpfes gewährleistet. Denn der Mensch ist ein „Bewegungstier", er braucht Bewegung – dafür ist er bestimmt. Nicht umsonst spricht man vom Bewegungsapparat und nicht etwa vom „Sitzapparat". Zudem dient die Wirbelsäule dem Schutz der in ihr verlaufenden Nervenstrukturen.

Diese Aufgaben bedingen einen komplizierten anatomischen Aufbau: Eine Kette von raffiniert kombinierten Einzelknochen balanciert in einer eleganten, s-förmigen Krümmung den Kopf, stützt den Oberkörper und stellt über das Becken die Verbindung zu den Beinen her. Stabilisiert wird dieser bewegliche Stab durch eine komplexe, evolutionär hoch entwickelte Anordnung von Bändern, Muskeln und Bandscheiben. Dieses sensible Gefüge ist anfällig für eine Vielzahl von Funktionsstörungen und Erkrankungen. Gerät es aus dem Gleichgewicht seiner harmonischen Funktion oder wird es nicht „benutzerdefiniert" verwendet, kommt es schnell zu Problemen: Rückenschmerzen.

Der Schmerz als Symptom zeigt uns, dass wir uns außerhalb des grünen Bereichs befinden. Wir spüren, dass unsere Gesundheit gefährdet ist. Diesem Phänomen könnten wir vorbeugen, würden wir unseren Körper bewusster wahrnehmen. Doch ist dies eine Fähigkeit, die in unserer hoch industrialisierten Gesellschaft weitgehend verloren zu sein scheint.

Viele Symptome – noch mehr Ursachen

Rückenschmerzen treten auf die unterschiedlichste Weise auf. Die Beschwerden reichen vom „steifen Hals" und dem „verspannten Nacken"

Viele Symptome – noch mehr Ursachen

über „Kreuzschmerzen" bis zum „Hexenschuss", um nur die häufigsten zu nennen. Am weitesten verbreitet sind Beschwerden an der Lendenwirbelsäule. Wenn der untere Teil des Rückens schmerzt, können die Schmerzen bis ins Gesäß über den hinteren oder äußeren Bereich der Oberschenkel bis in die Zehen oder in die Leistenregion ziehen.

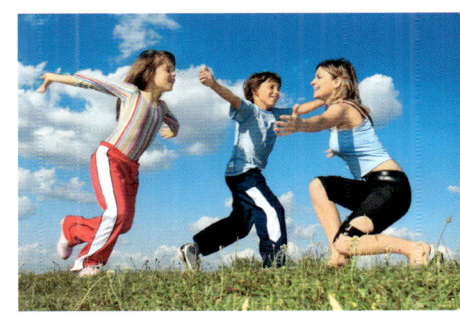

Manchmal sind die Muskeln angespannt und der Rücken ist hart und steif. Bei starken oder akuten Schmerzen weicht der Rücken oft nach vorne und zu einer Seite aus. Dies wird als Schonhaltung bezeichnet. Sie ist eine reflektorische Antwort des Körpers und kann auf eine Bandscheibenvorwölbung oder einen Bandscheibenvorfall hinweisen. Der Körper versucht durch diese Maßnahme, weitere schmerzverstärkende Bewegungen im betroffenen Wirbelsäulenabschnitt zu verhindern und eine Druckentlastung im Bereich eines gereizten Nervs zu erreichen.

Von ihrem Charakter her können die Schmerzen zum Beispiel als spitz, scharf, stechend, dumpf oder ausstrahlend empfunden werden. Einige Schmerzattacken dauern nur wenige Tage, aber viele sind auch so heftig und anhaltend, dass sie die Betroffenen völlig aus der Bahn werfen. Die genaue Ursache bleibt mangels exakter Abklärung jedoch häufig unklar. Während nämlich zum Beispiel eine laufende Nase in den meisten Fällen ein klares Anzeichen für eine Erkältung ist, sind Beschwerden im Wirbelsäulenbereich nicht das Symptom einer speziellen Krankheit. Vielmehr zeigt uns der Körper mit Rückenschmerzen an, dass es ein Problem gibt und dass dieses Problem in der Wirbelsäule liegen kann. Die Ursachen reichen dabei von einfachen Muskelverspannungen über Erkrankungen innerer Organe bis hin zu schweren Erkrankungen der Wirbelsäule selbst. Ein wichtiger Auslöser sind Verschleißerscheinungen, die im Laufe des Lebens durch mangelnde Bewegung, durch einseitige Körperhaltung oder durch langes Sitzen am Schreibtisch entstehen.

> **Meist ungefährlich und gut behandelbar**
> In den meisten Fällen liegt den Rückenschmerzen keine schwerwiegende Erkrankung zugrunde. Es ist der heutige Lebensstil, der sich auf unsere Gesundheit und auf unsere Wirbelsäule nachhaltig negativ auswirkt. Rückenschmerzen ohne schwerwiegende Ursachen sind ungefährliche Schmerzbilder, die auf einfache Behandlungsmaßnahmen gut ansprechen.

Mosaiksteine erkennen und zusammensetzen

Unseren Rücken spüren wir, wenn uns Rückenschmerzen plagen. Aber im Grunde wollen sie uns nicht plagen, sondern auf einen Missstand aufmerksam machen. Denn der Schmerz ist ein allgemeines Symptom – häufig ist er Ausdruck einer Kettenreaktion. Der Rücken kann beispielsweise das Endorgan verschachtelter Prozesse unseres Körpers sein.

Es gilt für jeden Betroffenen, die einzelnen Mosaiksteine des Bildes „Rückenschmerz" mithilfe seines Arztes zu erkennen und in ihrer Bedeutung zu erfassen. Sie sind also aufgefordert, an der Genesung Ihres Rückens aktiv teilzunehmen. Ohne Ihre aktive Mithilfe wird in den meisten Fällen kein dauerhafter Erfolg zu erzielen sein.

Mosaiksteine erkennen und zusammensetzen

Dabei sollten Sie beachten, dass Rückenschmerzen – wie alle anderen Schmerzen auch – individuell unterschiedlich empfunden werden. Die persönliche Bedeutung des Schmerzes ist von zahlreichen Faktoren abhängig. Daher ist die Suche nach den zugrunde liegenden Ursachen der Störungen notwendig, um das Symptom Rückenschmerz in seiner Bedeutung richtig einzuschätzen.

Die Erkenntnisse und technischen Entwicklungen der letzten Jahre haben viel dazu beigetragen, Rückenschmerzen besser zu verstehen, genauer zu diagnostizieren und entsprechend mit einem zielgerichteten therapeutischen Gesamtkonzept zu behandeln. Dabei stellen sich für Sie als Patient die folgenden Fragen:

- Ist mein Rückenschmerz gefährlich?
- Welche Ursache liegt meinem Rückenschmerz zugrunde – was „bedeutet" er?
- Besteht die Gefahr, dass mein akuter, unkomplizierter Rückenschmerz chronisch wird?
- Wie wird der Rückenschmerz meine private und berufliche Lebensqualität beeinflussen?
- Was kann ich gegen akute Schmerzattacken tun?
- Wie helfe ich mir bei häufig wiederkehrenden Rückenschmerzen?

Wir werden diese Fragen in diesem Buch verständlich erläutern und Ihnen Wege zum besseren Verständnis Ihrer Rückenschmerzen zeigen. Auch werden wir Ihnen Hilfestellung im Umgang mit akuten oder chronischen Beschwerden liefern.

Anatomische Grundlagen

Das „Gesamtkunstwerk Wirbelsäule" ist ein leistungsfähiges, funktionell ausbalanciertes und in sich stabiles System. Es besteht in erster Linie aus Wirbeln, Bandscheiben und verbindenden Bandsystemen. Zusammen mit der stabilisierenden Rücken- und Rumpfmuskulatur erfüllt diese Gesamtkonstruktion unterschiedliche Aufgaben in hervorragender Weise.

Die Wirbelsäule als Gliederkette

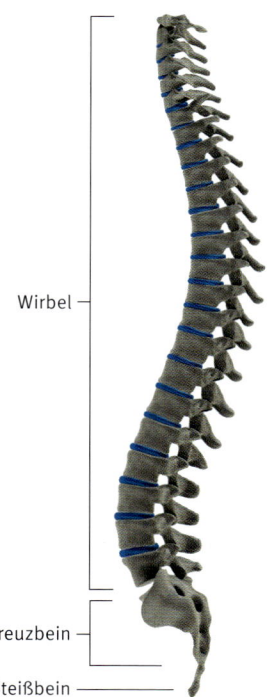

Wirbel

Kreuzbein

Steißbein

Bei den meisten Menschen besteht die Wirbelsäule aus 24 einzelnen, gegeneinander beweglichen Wirbeln. Hinzu kommen das Kreuzbein – es ist aus fünf miteinander verschmolzenen Wirbeln entstanden – und das Steißbein. Ausnahmen von dieser Regel stellen Wirbelsäulen mit einem Wirbel mehr oder einem Wirbel weniger dar (sogenannte Übergangsstörung). Das Bauprinzip entspricht immer einer Gliederkette.

Die Wirbel

In vieler Hinsicht folgt unser Körper modernsten Konstruktionsmerkmalen. So sind die Wirbel – wie viele andere Knochen auch – in „Leichtbauweise" ausgeführt. Während ihr Rahmen aus einer stabilen und kompakten Knochenstruktur besteht (Compacta), nehmen im Inneren viele feine Knochenbälkchen

(Spongiosa) die Last gleichmäßig auf und verteilen sie auf den gesamten Querschnitt. Das bedeutet, dass die innere schwammartige Knochenstruktur zwar leicht, aber durchaus tragfähig ist.

Die Wirbelkörper der einzelnen Wirbelsäulenabschnitte müssen unterschiedlichen Anforderungen genügen. Entsprechend unterscheiden sich die Wirbel in Form und Größe. Die Halswirbel beispielsweise sind deutlich kleiner als die Lendenwirbel. Überraschend ist das nicht, denn sie müssen lediglich das Gewicht des Kopfes tragen, während auf den Lendenwirbeln die Last des Rumpfes, der Arme und des Kopfes ruht.

Aufbau und Funktion der Wirbel

Durch die besondere Konstruktion der Wirbel ist es der Natur gelungen, dass die Wirbelsäule sowohl ihre Stütz- als auch ihre Bewegungsfunktion optimal wahrnehmen kann. Jeder Wirbel weist typische Elemente auf:

- Wirbelkörper,
- Wirbelbogen,
- Gelenkfortsätze,
- Querfortsätze,
- Dornfortsatz.

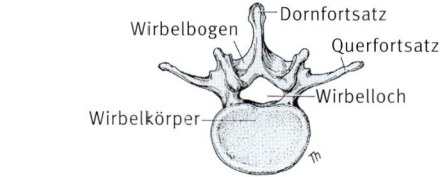

Die Stützfunktion übernimmt überwiegend der **Wirbelkörper**, der den Hauptteil des Gewichts trägt. Die Wirbelkörper sind jeweils an ihrer Ober- und Unterseite mit Knorpel überzogen. Diese Knorpelschichten dienen als Lager für die Bandscheiben.

An den Wirbelkörper schließt sich der **Wirbelbogen** an, der das Wirbelloch umgibt. Die Gesamtheit der aneinandergereihten Wirbellöcher

Anatomische Grundlagen

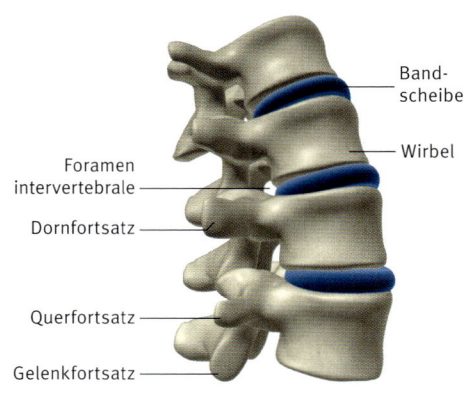

Foramen intervertebrale
Dornfortsatz
Querfortsatz
Gelenkfortsatz
Bandscheibe
Wirbel

bildet den Wirbelkanal (sogenannter Spinalkanal), in dem das Rückenmark verläuft.

Die Wirbelbögen tragen jeweils vier **Gelenkfortsätze** – zwei nach oben und zwei nach unten –, die mit dem darüber und darunter liegenden Gelenkfortsatz ein vollständiges Gelenk bilden: das Wirbelgelenk. Jedes Wirbelgelenk wird von einer Gelenkkapsel umschlossen, die Gelenkflächen sind wie in allen übrigen Gelenken unseres Körpers mit Gelenkflächenknorpel überzogen.

Die Wirbelgelenke nehmen einen Teil der senkrecht auf die Wirbelsäule einwirkenden Druckkräfte auf. Sie steuern aber auch die Bewegungsrichtung der einzelnen Wirbelsäulenabschnitte, indem sie bestimmte Bewegungsrichtungen freigeben und andere einschränken. Im Bereich der Lendenwirbelsäule beispielsweise sind die Gelenkfortsätze von vorn nach hinten ausgerichtet. Das erlaubt das Beugen und Strecken, beschränkt aber die Möglichkeiten zur Drehung und Seitneigung merklich.

Insgesamt ist die Beweglichkeit der einzelnen Wirbel gegeneinander relativ gering und in den verschiedenen Abschnitten der Wirbelsäule unterschiedlich ausgeprägt. Im Bereich der Halswirbelsäule sind die Bewegungsmöglichkeiten größer als in der Lendenwirbelsäule. Während jeder einzelne Wirbelsäulenabschnitt für sich genommen wenig beweglich ist, kommt durch die Kombination aller Segmente eine erhebliche Bewegungsspanne zustande.

Zwischen dem Wirbelkörper und den oberen und unteren Gelenkfortsätzen befindet sich rechts und links eine weitere kleine Aussparung. Diese Aussparungen liegen bei aneinander angrenzenden Wirbeln direkt übereinander und bilden so zwei knöcherne Kanäle: die Zwischenwirbellöcher (Foramen intervertebrale).

Durch diese Aussparungen im Wirbelbogen treten in unmittelbarer Nähe zu den Bandscheiben rechts und links die Nervenwurzeln (Spinalnerven) aus. Über diese Nerven werden Impulse vom Körper zum Gehirn und vom Gehirn in den Körper geleitet.

Neben den Gelenkfortsätzen besitzt jeder Wirbel zwei **Querfortsätze** und einen durch die Haut am Rücken tastbaren **Dornfortsatz**. Diese Knochenvorsprünge bilden die Ansatzfläche der Rückenmuskulatur und Bänder. Die Dornfortsätze sind nach unten geneigt und liegen dachziegelartig übereinander.

Die Wirbelsäulenabschnitte

Man unterteilt die Wirbelsäule in drei bewegliche Abschnitte und einen unbeweglichen.

Von vorn und hinten betrachtet, bilden die einzelnen übereinander gestapelten Wirbel eine gerade Säule. In der seitlichen Ansicht bilden sie ein doppeltes S. Diese Doppel-S-Form der Wirbelsäule ist ein typisches Merkmal der menschlichen Wirbelsäule und entscheidend für ihre Funktionsweise. Sie entsteht erst nach der Geburt – vor der Geburt gleicht die menschliche Wirbelsäule einem C.

Anatomische Grundlagen

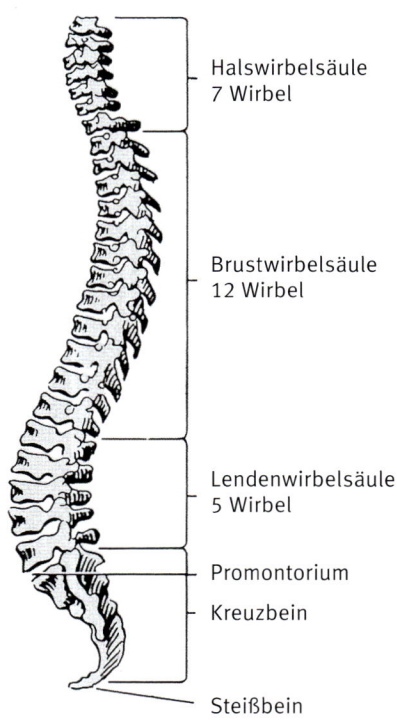

Halswirbelsäule
7 Wirbel

Brustwirbelsäule
12 Wirbel

Lendenwirbelsäule
5 Wirbel

Promontorium
Kreuzbein

Steißbein

- Die Halswirbelsäule schwingt nach vorne aus (HWS-Lordose).
- Die Brustwirbelsäule schwingt nach hinten aus (BWS-Kyphose).
- Die Lendenwirbelsäule schwingt wiederum nach vorne aus (LWS-Lordose).
- Kreuz- und Steißbein zeigen nach hinten, die Steißbeinspitze wiederum nach vorn.

Diese Formgebung hat auch statische Auswirkungen: Das Körperlot läuft eng an der Wirbelsäule entlang durch das Becken bis zum Boden, ohne dabei unnötig große Hebelkräfte zu verursachen. Auf diese Weise erlangt die Wirbelsäule eine große Grundstabilität bei gleichzeitig großer Beweglichkeit. Sie kann darüber hinaus Stauchungen und Stoßbelastungen in sich abfedern. Dies wäre mit einer geraden Reihe aufeinander gestapelter Knochen in Form einer Säule nicht zu erreichen.

Die Schutzfunktion der Wirbelsäule: Rückenmark und Nervensystem

Im Inneren der Wirbelsäule, dem sogenannten Spinalkanal, verläuft gut geschützt das Rückenmark. Dieser dicke Nervenstrang erstreckt sich vom Gehirn bis zum zweiten Lendenwirbel, dort endet er. Einzelne Nervenbahnen laufen innerhalb des Spinalkanals weiter bis zum Steißbein.

Jeweils zwischen zwei Wirbelkörpern treten einzelne Nervenwurzeln (Spinalnerven) aus dem Rückenmark aus und teilen sich in weitere Äste auf. Sie haben die nervale Verbindung zu den verschiedenen Körperregionen zur Aufgabe, denn unser Nervensystem ist für die Weiterleitung aller nervlichen Signale vom Körper zum Gehirn und umgekehrt zuständig.

Die im Bereich der Halswirbelsäule austretenden Spinalnerven bilden die Nervenbahnen, die in die Arme und bis zu den Fingern ziehen. Aus den Zwischenwirbellöchern der Lendenwirbelsäule treten die Nervenwurzeln aus, die unter anderem den Ischiasnerv bilden, der bis in die Zehen zieht.

Gut geschützt
Das Rückenmark ist genau wie das Gehirn schützend umgeben von verschiedenen Häuten sowie von der Gehirn-Rückenmarks-Flüssigkeit (Liquor). Die äußerste Haut dient unter anderem als Polster und Verschiebeschicht bei Bewegungen der Wirbelsäule.

Die Bandscheiben

Damit die knöchernen Wirbel nicht direkt aufeinander sitzen, hat die Natur als Stoßdämpfer die elastischen Bandscheiben zwischengeschaltet. Wie Wasserkissen liegen sie, von Bändern gehalten, zwischen den Wirbelkörpern und dämpfen Erschütterungen und Druckbelastungen aller Art. Nur zwischen dem Schädel und dem ersten Halswirbel sowie zwischen dem ersten und dem zweiten Halswirbel existieren keine Bandscheiben. In dieser Region hat unser Körper die besonderen funktionellen Ansprüche mithilfe einer Sonderkonstruktion, den Kopfgelenken, gelöst.

Die Bandscheiben als verformbare Pufferscheiben tragen auch zur Beweglichkeit unseres Rückgrats bei. Wie bei den Wirbelkörpern nimmt die Größe und Dicke der Bandscheiben von oben nach unten hin zu.

> **Aufgaben der Bandscheibe**
> Die Bandscheibe ist der Drehpunkt zweier Wirbelkörper. Sie dient der Druckaufnahme sowie der gleichmäßigen Druckverteilung.

Der Aufbau der Bandscheiben

Der Mensch besitzt 23 Bandscheiben, die jeweils zwischen zwei Wirbelkörpern liegen. Eine Bandscheibe ist durchschnittlich sieben bis zwölf Millimeter hoch und zur Mitte hin flacher als an den Rändern. Bandscheiben sind nicht einfach gummiartige Zwischenscheiben, sondern mehrschichtige Gebilde: Eine gesunde Bandscheibe hat in ihrem Zentrum einen festen, prall-elastischen Gallertkern, der von einem festen Ringsystem aus Faserknorpel und Bindegewebe umgeben und gehalten wird – vergleichbar mit einer Zwiebelschale.

Der Gallertkern ist von besonderer Bedeutung, weil er den Druck, der auf den Bandscheiben lastet, aufnimmt und verteilt. Er kann sich innerhalb der Bandscheibe je nach Beugung und Streckung der Wirbelsäule geringfügig nach hinten oder vorne verschieben. Dieser Gallertkern der Bandscheibe besteht beim jungen Menschen überwiegend aus bestimmten Verbindungen, die Wasser binden können – eine Bandscheibe besteht bis zu 90 Prozent aus Wasser!

Die Fasern des Faserrings, sind schraubenförmig angeordnet und mit den Grund- und Deckplatten der benachbarten Wirbelkörper verwachsen.

Morgens gewachsen?
Im Laufe des Tages wird der Mensch kleiner (und macht diesen Verlust über Nacht wieder wett). Die Ursache liegt in den Bandscheiben: Im Stehen und Sitzen wirkt ständig ein hoher Druck auf sie ein. Die Folge: Wasserverlust und damit ein Rückgang der Scheibendicke. Im Liegen nimmt die Bandscheibe wieder Wasser auf und lässt uns am nächsten Morgen in voller Größe erwachen. Während einer siebenstündigen Nachtruhe steigt durch die Flüssigkeitsaufnahme der Druck in den Bandscheiben um mehr als das Doppelte.

Wie ernährt sich die Bandscheibe?
In der Regel dringen in die Organe unseres Körpers Blutgefäße ein und verästeln sich dort zu feinen Netzwerken. Mit dem Blut werden Sauerstoff und Nährstoffe an- und abtransportiert. Dies ist erforderlich, um den Stoffwechsel der verschiedenen Organe zu ermöglichen.

Anatomische Grundlagen

Unsere Bandscheiben hingegen besitzen keine Blutgefäße. Trotzdem sind sie auf den Austausch von Nährstoffen angewiesen, um ihren Stoffwechsel aufrecht zu erhalten. Sie ernähren sich durch eine Art „Durchsaftungsmechanismus": Die Bandscheibe ähnelt einem Schwamm, der im Wasser zusammengepresst und wieder losgelassen wird.

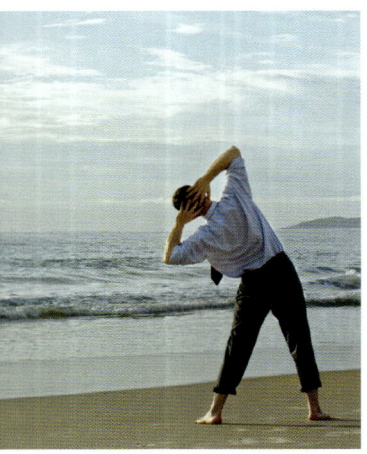

Dieser Flüssigkeitsaustausch wird in erster Linie durch den ständigen Wechsel des auf den Bandscheiben lastenden Drucks ermöglicht – die Bandscheibe kann ihre Ernährungssituation also nicht selbstständig steuern, sondern ist darauf angewiesen, dass man ihr einen ständigen Wechsel von hohem und niedrigem Druck bietet. Nur bei niedrigem Druck ist die Saugwirkung der Bandscheiben groß genug, um Flüssigkeit aus der Umgebung aufzusaugen. Übersteigt der Druck ein gewisses Maß, wird ausschließlich Flüssigkeit aus der Bandscheibe herausgepresst.

Aus diesen Grundlagen erkennt man leicht die Grundvoraussetzung für einen normalen Stoffwechsel der Bandscheiben: nämlich den Druckwechsel. Die Bandscheibe benötigt einen gleichmäßigen und ausgewogenen Wechsel zwischen Be- und Entlastung, um sich vollzusaugen und anschließend die Stoffwechselendprodukte wieder abzugeben.

> **Wichtig: Be- und Entlastung**
> Nur der regelmäßige Wechsel von Be- und Entlastung gewährleistet gesunde und funktionsfähige Bandscheiben.

Die Beweglichkeit der Wirbelsäule

Jeder Wirbelsäulenabschnitt hat, wie bereits erwähnt, unterschiedliche Aufgaben und Funktionen wahrzunehmen und ist dadurch unterschiedlichen Belastungen ausgesetzt.

Die Halswirbelsäule verleiht unserem Kopf die Beweglichkeit – sie hat die Aufgabe, ihn zu tragen, zu balancieren und zu mobilisieren. Daher die besondere Konstruktion beziehungsweise Funktion der Kopfgelenke. Die Brustwirbelsäule hingegen, die sich zwischen Hals- und Lendenwirbelsäule erstreckt, ist relativ starr.

Beweglicher ist die sich darunter anschließende Lendenwirbelsäule. Sie verankert den flexiblen Körper in dem unbeweglicheren Beckenring und hat damit eine, aus biomechanischer Sicht gesehen, schwierige Aufgabe zu erfüllen. Ihre Verbindungsfunktion zwischen beweglich und fest macht sie störanfällig. Verschleißbedingte Veränderungen und Beschwerden sind in diesem Bereich der Wirbelsäule besonders häufig.

War die Evolution zu schnell?
Die Entwicklung zum aufrechten Gang vollzog der Mensch in einem vergleichsweise kurzen Zeitraum, zumindest wenn man diesen im Zusammenhang mit der gesamten Evolution betrachtet. Der Wechsel zur aufrechten Haltung stellte vor allem die Lendenwirbelsäule vor größte Anforderungen, denen sie im Zusammenhang mit unserer heutigen Lebensweise nicht immer gewachsen ist.

Die Bänder

Entscheidend für die Beweglichkeit der Wirbelsäule ist der Bandapparat. So verläuft je ein vorderes und hinteres Längsband über die ganze Länge der Wirbelsäule. Das vordere Längsband ist mit den Wirbelkörpern verwachsen und verspannt diese untereinander. Das hintere Längsband verläuft im Wirbelkanal und ist mit den Bandscheiben verwachsen. Auch die Wirbelbögen sind untereinander durch ein spezielles Bandsystem verbunden.

Hinzu kommen Bandsysteme, die zwischen und über den Dornfortsätzen verlaufen. Zusammen mit der Rückenmuskulatur begrenzen sie passiv die Beweglichkeit zwischen den Wirbeln. So verhindern sie beispielsweise ein Vornüberkippen der Wirbelsäule.

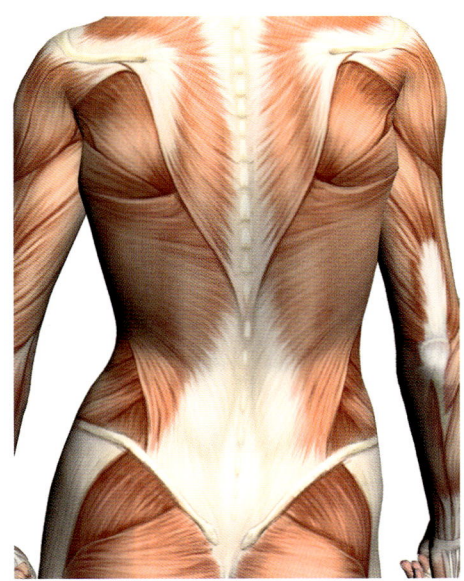

Rückenmuskulatur einer Frau

Die Spannung all dieser Bänder steht in direktem Zusammenhang mit der Höhe der Bandscheiben: Eine Verschmälerung der Bandscheibe hat einen Spannungsverlust der Bänder zur Folge.

Die Rücken- und Rumpfmuskulatur

Die Rückenmuskulatur hat neben ihrer Bewegungsfunktion auch die wichtige Aufgabe, die Wirbelsäule aktiv zu stabilisieren. Das funktioniert wie die Takelage eines Segelschiffes. Entscheidend ist ein ausgeglichenes Zusammenspiel der Bauch- und Rückenmuskulatur. Ein unzureichender Trainingszustand der Muskulatur führt zur Überlastung der Wirbelgelenke und Bandscheiben.

Die volle Leistungsfähigkeit der Wirbelsäule können wir nur ausschöpfen, wenn die knöchernen Bauelemente, die Bandscheiben, die Bänder und die Rücken- und Rumpfmuskulatur perfekt zusammenspielen. Es ist leicht nachzuvollziehen, dass bereits die ganz normalen Dinge des Alltags wie Bücken, Drehen und Aufrichten erhebliche Belastungen für den Rücken darstellen. Daher kommt der Rückenmuskulatur eine ganz entscheidende Rolle im Hinblick auf die Vermeidung von Rückenschmerzen zu.

> **Fachsprache: „Bewegungssegment"**
> Vom Orthopäden werden Sie häufig den Begriff „Bewegungssegment" hören. Die meisten Menschen wissen nicht, was darunter zu verstehen ist.
> Unter einem Bewegungssegment versteht man jeweils zwei Wirbel einschließlich der dazwischen liegenden Bandscheibe, zugehörigen Wirbelgelenken, Bändern und Muskeln.

Was ist Schmerz eigentlich?

Diese Frage ist gar nicht so einfach zu beantworten, wie es vielleicht auf den ersten Blick erscheint. Nach einer Definition der Internationalen Gesellschaft zum Studium des Schmerzes ist Schmerz „ein unangenehmes Sinnes- und Gefühlserlebnis, das mit aktueller oder potenzieller Gewebsschädigung verknüpft ist oder mit Begriffen einer solchen beschrieben wird".

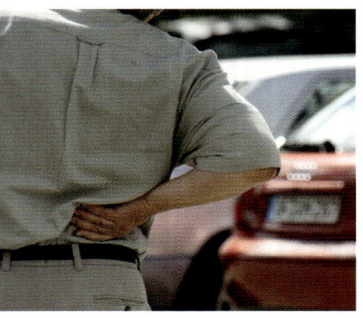

Die Bezeichnung „Sinnes- und Gefühlserlebnis" weist darauf hin, dass Schmerz ein Vorgang ist, der nicht allein durch körperliche Prozesse erklärbar ist. Schmerz ist ein Erleben und damit erst einmal rein subjektiv.

Durch die Formulierung „aktuelle oder potenzielle Gewebsschädigung" wird gleichzeitig deutlich, dass es sich beim Schmerz um eine Form der Körpersprache handelt, die eine biologisch sinnvolle Warnfunktion darstellt. Unser Körper macht uns damit unmissverständlich deutlich, dass ein Schaden droht oder bereits eingetreten ist.

Akut oder chronisch?

Rückenschmerzen können plötzlich – „akut" – auftreten oder ganz allmählich entstehen. Oft sind sie nur vorübergehend und von kurzer Dauer. Häufig kehren die Beschwerden jedoch nach einiger Zeit wieder zurück. Dabei können sie sich bei jedem neuen Auftreten verstärken. Auch können sich die zeitlichen Abstände zwischen den Schmerzepisoden verkürzen. Für die Behandlung ist die Unterscheidung von akuten und chronischen Rückenschmerzen von entscheidender Bedeutung.

Auslöser **akuter Rückenschmerzen** ist häufig ein banales Ereignis, das durchaus unterschiedlicher Natur sein kann: Sie haben sich verhoben oder falsch gebückt, Sie sind kalt geworden, oder Sie haben in einem „falschen" Bett geschlafen. Bei diesen Auslösern handelt es sich allerdings meist nur um den letzten Tropfen, der „das Fass zum Überlaufen" gebracht hat. Nach der oder den eigentlichen Ursachen muss also gesucht werden!

Ein typischer Fall von akuten Rückenschmerzen ist der „Hexenschuss". Der Arzt spricht von akuter Lumbago, der Kosmopolit von „low back pain". Wie andere Kreuzschmerzen auch sind diese Probleme meistens mit einer gestörten Funktion in dem Rückenabschnitt kombiniert, der sich von den untersten Rippen bis zum unteren Ende des Gesäßes erstreckt.

Akute Schmerzen sind eine bewährte Ausdrucksmöglichkeit unseres Körpers und zwingen den Betroffenen zu Schutzhandlungen. Sie klingen durch eine gezielte Behandlung meistens schnell ab.

In einem **Übergangsstadium** können Schmerzen länger anhalten, es droht eine Chronifizierung. Die Beschwerden weisen jetzt noch eindringlicher darauf hin, dass eine exakte Ursachenerforschung erforderlich ist. Das Übergangsstadium muss als solches erkannt und gewertet werden. Es sollten Maßnahmen ergriffen werden, um die Entstehung chronischer Schmerzen zu verhindern.

Von **chronischem Schmerz** spricht man, wenn Schmerzen länger als sechs Monate andauern. Auch wenn kein exakter Zeitplan für den Heilungsverlauf von Rückenschmerzen besteht, sollte nach drei bis sechs Monaten auch ein ursprünglich akuter Schmerz abgeklungen und die normale Funktion der Wirbelsäule wiederhergestellt sein.

> **Chronifizierung verhindern**
> Klingen akute Schmerzen nicht innerhalb eines angemessenen Zeitraumes ab, so ist es erforderlich, vorbeugende Maßnahmen zur Vermeidung einer Chronifizierung zu ergreifen.

Ist das nicht der Fall, kann der Schmerz zur eigentlichen Krankheit werden. Er hat seine ursprüngliche Funktion, den Schutz- und Warncharakter, verloren – oft ist zu diesem Zeitpunkt die anfänglich auslösende Ursache für den Schmerz längst behoben. Stattdessen sind die Probleme nun das Ergebnis sehr unterschiedlicher, miteinander in Wechselwirkung stehender körperlicher, seelischer und sozialer Faktoren, die sich gegenseitig bedingen und verstärken.

Sind chronische Schmerzen zu einer eigenständigen Schmerzkrankheit geworden, so ergeben sich weitreichende Folgen für den Betroffenen, die nicht nur körperlicher Art sind. Die Schmerzkrankheit bestimmt das gesamte Leben des Patienten und stellt eine schwere Behinderung dar. Sie beeinträchtigt den gesamten Tagesablauf in allen Bereichen. Deswegen müssen die verschiedenen Einflussfaktoren im Rahmen eines Behandlungskonzeptes berücksichtigt werden.

Schmerzen beschreiben

Jeder kennt Schmerzen, aber jeder beschreibt sie unterschiedlich. Das ist ein Phänomen, das wir sonst nur bei Gefühlen wie Liebe, Ekel oder Hass kennen. Jeder Mensch empfindet anders. Deshalb sind Schmerzen nicht objektiv zu beschreiben oder zu „messen".

Um dennoch den Schmerz einordnen zu können, arbeitet man mit verschiedenen Skalen, beispielsweise mit einer Zahlenskala von 1 bis 10 oder einer verbalen Skala, die mit Worten verschiedene Schmerzstärken beschreibt. Auf diesen Skalen, die sich in der Praxis bewährt haben, lassen sich die eigenen Schmerzen gut einordnen.

Wie groß der Schmerz absolut ist, ist jedoch nicht die wichtigste Frage bei der Beschreibung der Beschwerden. Sowohl für die Betroffenen als auch für den Therapeuten ist vielmehr entscheidend, wie der Schmerz vom Betroffenen empfunden wird – zum Beispiel als stechend, brennend oder dumpf. Auch wie er sich bei Belastung oder im Laufe der Therapie verändert, liefert sehr wichtige Hinweise.

Reizleitung und -verarbeitung

Schmerz ist eine Sinnesempfindung, die auf einem tatsächlichen physiologischen Vorgang beruht. Überall im Körper, in der Haut, den inneren Organen wie Herz, Lunge, Magen, Darm, Harnblase, am gesamten Bewegungsapparat, der Knochen, Gelenken und Muskeln, befinden sich diese besonderen „Fühler" des Nervensystems, die Schmerzrezeptoren. Ihre Aufgabe ist es, schädigende Reize zu erfühlen und Erkenntnisse darüber weiterzuleiten. Das geschieht, wenn die Reize eine bestimmte Reizintensität überschreiten und damit Schmerzrezeptoren aktivieren.

Schmerzrezeptoren sind in der Regel freie Nervenendigungen, die teilweise so spezialisiert sind, dass sie nur auf ganz bestimmte Reize ansprechen. Auf einem Quadratzentimeter Haut beispielsweise lassen sich bis zu 200 Schmerzrezeptoren nachweisen. Als Schmerzauslöser an den Nervenendigungen wirken Stoffe, die bei der Schädigung von Körpergeweben freigesetzt werden.

Die Schmerzrezeptoren übermitteln den jeweiligen Reiz über Nervenfasern zum Rückenmark. Über das Rückenmark werden sie zum Gehirn weitergeleitet und dort verarbeitet. Das Endergebnis dieses Verarbeitungsprozesses ist die Schmerzwahrnehmung, mit der unter anderem Ort und Art der Schädigung erkannt werden.

Bei schwachen, wenig bedrohlichen Schmerzereignissen wird die Reaktion auf den Schmerz im Gehirn „geplant" und die entsprechende Befehlskette wird zum ausführenden Organ – zum Beispiel den Muskeln – weitergeleitet. Bei starken oder gefährlichen Schädigungen ist dieser Weg der Schmerzverarbeitung jedoch viel zu langsam, denn sie erfordern eine sofortige Abwehrreaktion. Daher wird in solchen Fällen ein anderer Mechanismus in Gang gesetzt: Schon auf der Ebene des Rückenmarks, der ersten Schaltstelle der Reizleitung, erfolgt die unmittelbare Reaktion auf den Schmerzreiz. Die Muskeln werden in Bewegung gesetzt und die Hand von der heißen Herdplatte gezogen, noch bevor das Schmerzereignis in der Großhirnrinde wahrgenommen wird. Diese unmittelbare Reaktion auf einen Schmerzreiz nennt sich Schmerzreflex.

Auf dem Weg zum Großhirn beeinflusst der Schmerzreiz auch die Steuerungszentren für Blutkreislauf und Atmung. Starke Schmerzreize führen zu höherem Blutdruck, zu verstärkter Atmung und erhöhter Aufmerksamkeit. Ziel all dieser unbewussten Reaktionen ist es, weitere schmerzauslösende Aktionen zu vermeiden.

An allen Schaltstellen der Schmerzleitung vom Rückenmark bis zum Großhirn gibt es körpereigene Hemmsysteme. Ihr Ziel ist es, „überschießende" Reaktionen des Körpers zu vermeiden, indem sie die Empfindlichkeit und die Reaktionsbereitschaft der schmerzleitenden Nerven herabsetzen. Das funktioniert wie eine Art „Firewall", die nur sinnvolle Informationen zur Zentrale gelangen lässt.

Zu diesem Zweck produziert das körpereigene schmerzlindernde System Substanzen, die dem starken Schmerzmittel Morphin ähnlich sind. Man nennt diese Stoffe Endorphine. Ein Mangel an Endorphinen oder eine nachlassende Wirksamkeit dieser Stoffe führt zu einer erhöhten Schmerzempfindlichkeit und kann das Entstehen chronischer Schmerzen begünstigen.

Psychische Faktoren der Schmerzwahrnehmung

Neben diesen rein körperlichen Aspekten beeinflusst auch die persönliche Einstellung zum Schmerz (oder zur Schmerzursache) die Schmerzwahrnehmung nachhaltig. Jeder von uns kennt dies aus persönlicher Erfahrung: Die milde, aber strafende Ohrfeige schmerzt mehr als der heftige Sturz auf das Knie beim engagierten Fußballspiel. Der gleiche Schmerzreiz führt bei nahezu jedem Menschen zu einer anderen Schmerzwahrnehmung.

Wichtig dafür, wie die Schmerzen empfunden werden, sind unter anderem Faktoren wie Alter, Geschlecht, kulturelle Zugehörigkeit, soziale und ökonomische Situation. Auch der bisherige Umgang mit Schmerzen bei sich selbst und in der eigenen Familie spielt eine wichtige Rolle.

Deutlich wird dies durch das folgende Beispiel: Ein kleines Kind geht mit den Eltern spazieren. Es rennt voraus, stolpert und fällt. Dabei verletzt es sich geringfügig am Knie. Ein alltäglicher Vorgang. Wie es weitergeht, hängt jetzt nicht zuletzt von den Eltern ab. Übertriebene Fürsorge und großes Theater um die kleine Verletzung des Kindes wird dieses umso lauter schreien lassen. Auch der Schmerz, den dieses Kind empfindet, wird stärker sein als bei einer zwar tröstenden, aber doch eher ruhigen Fürsorge der Eltern. Spätere Schmerzerlebnisse des Kindes werden durch dieses Ereignis geprägt.

Auch soziale und ökonomische Faktoren sind wichtig. Denken wir an einen Bauarbeiter in einer wirtschaftlich schlechten Lage, der sich verletzt. Er hat keine Zeit, sich seinen Schmerzen hinzugeben, weil er den Job unbedingt braucht und eine Kündigung nicht riskieren will. Daher wird er auch mit Schmerzen zur Arbeit gehen. Er wird aber gleichzeitig die Schmerzen nicht so stark empfinden wie ein anderer Mensch, der eine vergleichbare Verletzung erlitten hat.

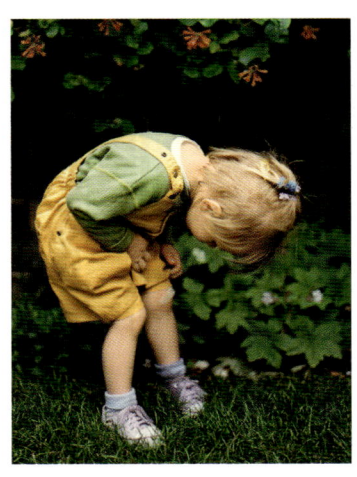

Diese Beispiele zeigen, dass Schmerzen und Schmerzempfinden von vielen subjektiven Faktoren beeinflusst werden. Das bedeutet auch, dass Menschen, die starke Schmerzen angeben, obwohl vielleicht die Ursache in unseren Augen geringfügig ist, nicht simulieren. Sie empfinden diese Schmerzen wirklich und leiden entsprechend unter ihnen. Bezogen auf den Rückenschmerz bedeutet dies, dass der persönlich empfundene Schmerz beispielsweise nicht mit den auf einem Röntgenbild erkennbaren möglichen Schmerzursachen übereinstimmt.

> **Ansätze der Therapie**
> Die physiologischen Vorgänge der Schmerzwahrnehmung, die mit einer Schädigung einhergehen, sind objektivierbar. Aus diesem Grunde setzen viele therapeutische Einflüsse hier an. Der psychische Überbau dagegen ist sehr viel schwerer zu beeinflussen.

Schmerz betrifft den „ganzen" Menschen

Schmerzen können sowohl unsere hormonellen Regulationszentren als auch die Bereiche unseres Gehirns beeinflussen, die für die Stimmungslage zuständig sind. Dadurch gewinnt der Schmerzreiz Einfluss auf unsere Gefühlswelt.

Schmerz und Gemüt können sich gegenseitig beeinflussen. Einerseits wird unsere Grundstimmung durch Schmerzen gedrückt. Das geschieht insbesondere, wenn es sich um lang anhaltende oder oft wiederkehrende Schmerzen handelt. Andererseits wird das Schmerzereignis vor dem Hintergrund bisheriger Erfahrungen (Gedächtnis) und im Hinblick auf unsere Erwartungen bewertet. In diese Bewertung des Schmerzes fließt auch die seelische Gesamtsituation ein. So kann beispielsweise ständiger Stress am Arbeitsplatz oder familiärer Ärger zu einer verstärkten Schmerzempfindung führen und die weitere Verarbeitung des Schmerzes nachhaltig beeinflussen. An der Schmerzverarbeitung ist also der ganze Mensch beteiligt – das heißt, es handelt sich hier nicht um ein rein körperliches Ereignis.

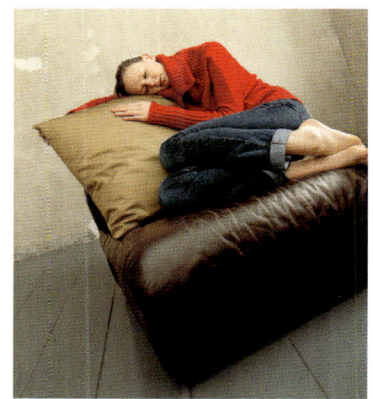

Ursachen von Rückenschmerzen

Auf die Frage, warum Rückenschmerzen entstehen, gibt es im Grunde genommen viele Antworten, denn die Zahl der Ursachen ist groß – was die Diagnose des Arztes erschwert. Die kleinste Störung irgendwo im komplizierten Rückengefüge kann das empfindliche Gleichgewicht stören und Schmerzen auslösen. Bei vier von fünf Patienten sind jedoch trotz starker Beschwerden keinerlei krankhafte Veränderungen der Knochen, Nerven oder der Muskeln erkennbar. Dennoch ist auch für diese „unspezifischen" Rückenbeschwerden eine Vielzahl von Ursachen bekannt.

Oft löst erst das Zusammenwirken mehrerer Ursachen die Beschwerden aus. Das macht es besonders wichtig, individuell nachzuforschen, welche der möglichen Gründe für die eigenen Rückenschmerzen infrage kommen könnten.

Generell kann man die Ursachen für Rückenschmerzen in **zwei Komplexe** unterteilen (siehe Kasten). So unterscheidet man grundsätzlich zwischen
- Rückenschmerzen, deren Ursache oder Auslöser im Bereich der Wirbelsäule liegt, und
- Rückenschmerzen, deren Ursache oder Auslöser außerhalb der Wirbelsäule liegt.

Zum Beispiel können Magen-Darm-Probleme, Nierenerkrankungen und Schlafstörungen zu Beschwerden im Wirbelsäulenbereich führen. Auch Erkrankungen der Zähne können Rückenschmerzen hervorrufen, selbst wenn der betroffene Zahn nicht schmerzt. Deshalb kann eine Zahnbehandlung nicht nur Zahnschmerzen, sondern oft auch quälende Rückenschmerzen kurieren.

Ursachen im Bereich der Wirbelsäule	Ursachen außerhalb der Wirbelsäule
Überlastungen/Fehlbelastungen	psychosomatische Probleme
Muskelprobleme	Erkrankungen des Herz-Kreislauf-Systems
Bandscheibenprobleme	Erkrankungen des blutbildenden Systems
Probleme mit den Wirbelgelenken	Nierenerkrankungen
Verbiegungen der Wirbelsäule (Skoliosen) und damit verbundene statische Probleme	Darmerkrankungen
Einengungen des Wirbelkanals (Spinalkanalstenose) oder des Zwischenwirbellöcher (Foramenstenose)	Erkrankungen der Gallenblase oder Bauchspeicheldrüse
Verletzungen	gynäkologische Ursachen, z. B. Eileitererkrankungen, Gebärmuttererkrankungen
hormonelle und stoffwechselbedingte Erkrankungen, z. B. Osteoporose	hormonelle Funktionsstörungen, z. B. das Prämenstruelle Syndrom, Augenerkrankungen
entzündliche und immunologische Erkrankungen	Zahnerkrankungen, kieferorthopädische Erkrankungen
Tumoren und Metastasen	Tumoren und Metastasen

Begünstigt werden die Beschwerden im Rückenbereich durch **mangelndes Körperbewusstsein,** beispielsweise durch eine schlechte Körperhaltung, die vielfach schon im Kindesalter beginnt. Auch permanentes Sitzen am Schreibtisch oder dauerndes Stehen beispielsweise im

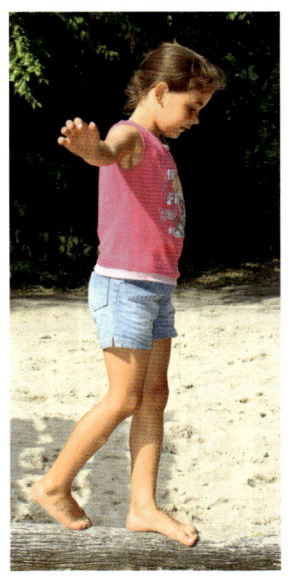

Beruf tragen ohne entsprechenden Bewegungsausgleich erheblich zu Rückenproblemen bei.

Auf diese Weise verkümmert die Muskulatur und die Wirbelsäule verliert an Halt. Noch größere Haltungsschäden sind die Folge. Werden diese Symptome nicht ernsthaft angegangen, kann sich daraus ein chronisches Leiden mit erheblichen Einschränkungen der Leistungsfähigkeit und der persönlichen Lebensqualität entwickeln.

Klimatische Einflüsse sind nicht die Ursache von Rückenschmerzen, sondern sie begünstigen deren Entstehung: Nässe, Kälte und Zugluft sowie Klimaanlagen können akute Schmerzzustände im Rücken hervorrufen. Die klimatischen Reize erhöhen die Spannung der Rückenmuskulatur. Trifft diese Situation auf eine in irgendeiner Weise „vorgeschädigte" Wirbelsäule, kann sie das Fass zum Überlaufen bringen und den „akuten Hexenschuss" oder den „steifen Hals" auslösen.

Schmerzursache: Bandscheibenprobleme

Die täglichen Belastungen, denen unsere Bandscheiben bereits unter normalen Umständen ausgesetzt sind, sind beeindruckend: Druckmessungen in der Lendenwirbelsäule zeigen schon beim Stehen in einer vorgebeugten Position bis zu 150 Kilogramm Belastung pro Quadratzentimeter, beim Sitzen circa 140 Kilogramm und beim Hochheben eines fünf Kilogramm schweren Gegenstandes aus vorgebeugter Haltung 250 Kilogramm!

Der natürliche Alterungsprozess der Bandscheiben

Bereits im Alter von Mitte 20 setzt der normale Alterungsprozess der Bandscheiben ein. Das liegt vermutlich an der komplizierten Ernährungssituation der Bandscheiben, die im Kapitel „Wie ernährt sich die Bandscheibe?" beschrieben wurde. So wird ihr Knorpelgewebe nur schlecht mit Nährstoffen versorgt. Die Fähigkeit, Wasser zu binden, lässt mit der Zeit erheblich nach. Dieser Alterungsprozess hat weitreichende Folgen:

- Der Faserring wird brüchig.
- Die Bandscheibe wird zunächst weich, dann schrumpft sie.
- Ihre Pufferfunktion lässt nach.

Im Laufe der Zeit verliert die Bandscheibe also an Elastizität und Festigkeit. Im Faserring können sich Risse bilden und Verschleißerscheinungen zeigen, ähnlich wie bei einer Baumscheibe, die trocknet und aufplatzt. Als Folge davon wird der Gallertkern nicht mehr im Zentrum der Bandscheibe gehalten – unter einseitigen Druckbelastungen oder plötzlichem hohen Druck kann er seine Lage verändern. Dieser Verschleißprozess betrifft nicht alle Bandscheiben gleichzeitig, sondern vor allem die Bandscheiben an biomechanisch ungünstigen Abschnitten der Wirbelsäule, die zusätzlichen Fehl- oder Überlastungen ausgesetzt sind.

Übrigens bedeutet das frühe Altern der Bandscheiben nicht, dass sich unbedingt Schmerzen einstellen müssen. Es ist aber wichtig, im Auge zu behalten, dass der betroffene Wirbelsäulenabschnitt mit der Zeit weniger leistungsfähig und belastbar wird.

Welche Faktoren fördern den Verschleiß der Bandscheiben?

Tätigkeiten wie Sitzen, Stehen, Heben, Bücken oder Tragen bewirken hohe Druckbelastungen im Bandscheibenbereich. Dauern diese Belastungen an, sinkt die Versorgung der Bandscheiben mit Sauerstoff und Nährstoffen auf ein Minimum, da der Durchsaftungsmechanismus gestört wird. Das beeinträchtigt den Stoffwechsel der Bandscheibe, es kommt zur „Unterernährung" – ein weiterer Faktor, der den frühen Verschleiß der Bandscheibe fördert.

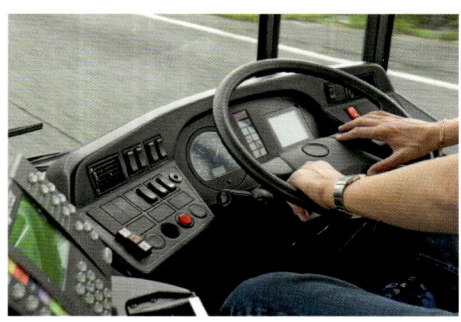

Neuere Untersuchungen sprechen dafür, dass Bandscheibenverschleiß auch durch erbliche Faktoren mitbedingt wird. Für mehrere dieser Veranlagungen wurde der genetische Code entschlüsselt. Die bisher entschlüsselten Erkrankungen sind dominant erblich, das heißt, die Veranlagung wird auf jeden Fall an die nächste Generation weitergegeben. Das Risiko, bei vorhandener Veranlagung auch wirklich zu erkranken, scheint etwa verdreifacht.

Über- und Fehlbelastungen meiden
Wenn Sie Ihren Rücken lange gesund und funktionsfähig erhalten möchten, sollten Sie täglich darauf achten, übermäßige beziehungsweise andauernde einseitige Belastungen der Bandscheiben zu vermeiden.

Bandscheibenvorwölbung

Wenn die Festigkeit und Spannkraft der Bandscheibe abnimmt, weicht der Faserring manchmal dem Druck des Gallertkerns aus und wölbt sich über den Rand des Wirbelkörpers hinaus vor. Man spricht dann von einer Bandscheibenvorwölbung oder Protrusion. Der Faserring selbst ist in diesem Stadium noch intakt. Bei fortschreitender Überlastung kann es jedoch zu einem Bandscheibenvorfall kommen.

Auch eine Bandscheibenvorwölbung kann Schmerzen wie ein Bandscheibenvorfall auslösen. Die Art und die Stärke des Schmerzes hängen nicht zwangsläufig vom Ausmaß der Vorwölbung ab.

Bandscheibenvorfall

Durchbricht der Gallertkern den Faserring – zum Beispiel bei anhaltenden oder plötzlichen Druckbelastungen – und quetscht sich in den Spinalkanal vor, so spricht man von einem Bandscheibenvorfall oder Diskusprolaps. Dabei können sich sogar Anteile des Gallertkerns ablösen und in den Wirbelkanal verschieben und die Bänder dort schmerzhaft reizen.

Es handelt sich beim Bandscheibenvorfall also nicht, wie häufig angenommen, um eine Verschiebung oder ein „Verrutschen" der gesamten Bandscheibe, sondern um eine Verlagerung von Anteilen des zentralen Gallertkerns in den Rückenmarkkanal.

Das größte Risiko, einen Bandscheibenvorfall zu erleiden, besteht im mittleren Lebensabschnitt. In diesem Alter ist der Gallertkern noch recht elastisch, aber der Knorpelring kann bereits spröde und rissig geworden sein. Etwa ab dem 60. Lebensjahr sind die Bandscheiben meist so weit „ausgetrocknet", dass ihre Elastizität insgesamt verringert ist. Die Voraussetzung zur Verlagerung nimmt damit ab.

Symptome des Bandscheibenvorfalls

Je nachdem, wo der Bandscheibenvorfall liegt, wie ausgeprägt er ist oder ob zusätzlich komplizierende Faktoren hinzukommen, sind die Symptome unterschiedlich. Prinzipiell gilt, dass von der Größe des Bandscheibenvorfalls nicht unmittelbar auf den Schmerz oder die Begleitsymptome geschlossen werden kann. Zu den typischen Symptomen eines Bandscheibenvorfalls zählen:

- Schmerzen in der betroffenen Region der Hals- oder Lendenwirbelsäule,
- ausstrahlende Schmerzen im Verlauf des betroffenen Nervs,
- Lähmungserscheinungen in den vom betroffenen Nerven versorgten Muskeln,
- Empfindungsstörungen im Nervenverlauf,
- Reflexstörungen,
- Störungen der Beckenbodenmuskulatur: Schwierigkeiten beim Wasserlassen, Unfähigkeit, den Schließmuskel beim Stuhlgang zu kontrollieren, Potenzstörungen.

Häufig ist der Schmerz im Verlauf der betroffenen Nervenwurzel stärker als im Rücken. Das ist beim Ischiasschmerz der Fall, bei dem die Schmerzen von der Lendengegend in die Hüfte und die Beine ausstrahlen. Der Ischiasschmerz ist typisch bei Bandscheibenvorfällen und auch bei Wirbelgelenkentzündungen.

Der Schmerz bei einem Bandscheibenvorfall kann abrupt beginnen und sehr stark sein oder aber schleichend zunehmen. Er verstärkt sich durch Bewegung, Husten, Niesen, Lachen, beim Stuhlgang sowie möglicherweise im Sitzen.

Je nach Wirbelsäulensegment können verschiedene Körperbereiche von den Beschwerden betroffen sein und vielfältige Beschwerdebilder vorliegen. Die Art der Schmerzausstrahlung kann dem Arzt einen Hinweis auf die betroffene Bandscheibe beziehungsweise das betroffene Wirbelsäulensegment geben. Dazu einige Beispiele:

- Ist die Halswirbelsäule betroffen, so kann es zu Kopfschmerzen, Kribbeln entlang der Arme bis in die Fingerspitzen, Schmerzen im Schulter-Nacken-Bereich, Kraftminderung der Arme, Bewegungseinschränkungen der Arme und Missempfindungen unterschiedlicher Stärke kommen.
- Bandscheibenvorfälle im Bereich der Brustwirbelsäule führen häufig zu ringförmigen Schmerzen im Brustkorb, die nicht selten als Herzschmerzen fehlinterpretiert werden.
- Im Bereich der Lendenwirbelsäule können unter anderem Kreuzschmerzen, in die Beine ausstrahlende Schmerzen, oft verbunden mit Missempfindungen, Taubheitsgefühlen in den Beinen sowie unter Umständen Kraftminderungen im Beinbereich oder den Füßen entstehen. Bei einem Bandscheibenvorfall im Lendenwirbelsäulenbereich führt das Anheben des gestreckten Beines zu Schmerzen im Rücken.
- Bei einem Bandscheibenvorfall zwischen dem 4. und 5. Lendenwirbel (L4/5) zum Beispiel kann eine Fußheberschwäche auftreten: Der Betroffene ist dann nicht mehr in der Lage, den Fuß gegen einen Widerstand nach oben zu ziehen.
- Ist die Bandscheibe zwischen dem letzten Lendenwirbel und dem Kreuzbein (L5/S1) betroffen, so betrifft eine Lähmung die Fußsenkermuskeln: Der Zehenstand ist erschwert oder sogar unmöglich.

> **Bei Lähmungserscheinungen sofort zum Arzt**
> Zeigen sich bei Ihnen derartige Lähmungserscheinungen, müssen Sie umgehend den Arzt aufsuchen, denn solche Befunde signalisieren eine Situation, die sofortige Behandlung und eine engmaschige Überwachung benötigt.
> Einen dringenden Notfall stellen Lähmungen der Beckenbodenmuskulatur dar: Erkennbar sind sie daran, dass das spontane Wasserlassen oder die Kontrolle des Schließmuskels beim Stuhlgang Probleme bereiten. In einer solchen Situation sind operative Maßnahmen erforderlich. Häufig können nur durch eine rechtzeitige Operation langfristige Lähmungserscheinungen oder Spätfolgen verhindert werden. Spezialisten für eine solche Operation sind Orthopäden oder Neurochirurgen.

Wie entsteht der Schmerz beim Bandscheibenvorfall?

Eine spröde und rissige Bandscheibe schmerzt nicht – gleichgültig, ob sie durch einen normalen Alterungsprozess oder durch einen frühzeitigen Verschleiß Schaden genommen hat. Denn Bandscheiben besitzen keine Nerven. Doch woher kommt dann der typische Schmerz bei einem Bandscheibenvorfall? Häufig hört man, er werde dadurch verursacht, dass die Bandscheibe eine Nervenwurzel „einklemmt". Diese Vorstellung ist jedoch nicht ganz richtig; weitere Faktoren spielen eine entscheidende Rolle.

Wenn der Bandscheibenkern den Faserring der Bandscheibe durchbricht und das hintere Längsband reizt, treten Stoffe aus dem Bandscheibeninneren aus und führen zu einer Entzündung der Nervenwurzel. Ausdruck dieser Entzündung ist auch deren Schwellung. Diese Erkenntnis ist Grundlage sämtlicher nicht operativer Therapiekonzepte: Sie sind darauf ausgerichtet, zunächst einmal die Entzündung der Nervenwurzel zu beseitigen.

Nur in den wenigsten Fällen kommt es beim Bandscheibenvorfall zusätzlich zu einer bleibenden mechanischen Einklemmung der Nervenwurzel, die dann zu Lähmungen führt.

Plötzlich schmerzfrei?
Plötzliche Schmerzfreiheit im Rahmen eines Bandscheibenvorfalls muss kein Grund zur Freude sein. Sie kann auf ein Absterben der Nervenwurzel hinweisen! In solchen Fällen ist dringend der Arzt aufzusuchen.

Schmerzursache: Schädigungen der Wirbelgelenke

Ein Verschleiß der Bandscheiben führt nicht nur zu Bandscheibenschäden. Die nachlassende Spannkraft und fortschreitende Erniedrigung der Bandscheiben verändert die gesamte Wirbelsäulenstatik und -funktion, denn die Bandscheiben können ihre Aufgabe als Stoßdämpfer zwischen den einzelnen Wirbeln nicht mehr ausreichend wahrnehmen. Die Folge ist ein überhöhter Druck auf die Wirbelgelenke, die dadurch ebenfalls zunehmend überlastet werden. Sie verlieren ihren Knorpelüberzug und sind somit einem frühzeitigen Verschleiß preisgegeben.

Im Gegensatz zu den Bandscheiben führen überlastete oder verschlissene Wirbelgelenke zu erheblichen Schmerzen, da sie reichlich mit schmerzleitenden Nervenfasern versorgt sind. Zudem grenzen die Wirbelgelenke an den hinteren Anteil des Zwischenwirbellochs, aus dem die Nerven aus dem Rückenmark austreten.

Ursachen von Rückenschmerzen

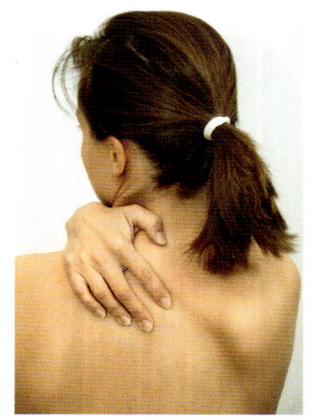

Facettensyndrom

Schmerzen, die durch die Wirbelgelenke verursacht werden, bezeichnet man auch als Facettensyndrom (Facetten = Wirbelgelenke). Die Schmerzen sind abhängig von der Körperhaltung und können immer wieder auftreten.

Meistens gehen die Beschwerden von der **Lendenwirbelsäule** aus, es kommt typischerweise zu Kreuzschmerzen bei monotoner körperlicher Beanspruchung oder bei statischen Belastungen wie Sitzen, Stehen oder nach längerem Liegen. Die Schmerzen strahlen häufig bis ins Gesäß, zu den Oberschenkeln und gegebenenfalls in die Leisten aus. Auch ein reiner Leistenschmerz kann Ausdruck eines Facettensyndroms sein.

Neben der Lendenwirbelsäule ist oft der untere Teil der **Halswirbelsäule** beziehungsweise der Übergangsbereich zur Brustwirbelsäule vom Facettensyndroms betroffen. Allerdings wird der Schmerz nicht zwangsläufig nur im Nacken selbst verspürt. Er kann sich über das Gebiet der Nackenmuskeln hinaus ausdehnen und wird dann als Ausstrahlschmerz im Bereich der Schulterblätter bis in die Schultern selbst empfunden. Die Schmerzen können sich bis zum Oberarm oder sogar bis zum Hinterkopf ausdehnen und hartnäckig wiederkehrende Kopfschmerzen verursachen.

Hals- oder Schulterbewegungen, insbesondere Dehnungen oder Drehungen des Halses sowie Drehbewegungen der Schulter können schmerzhaft sein, wodurch die Beweglichkeit eingeschränkt wird. Diese Bewegungen sind oft von knackenden Geräuschen begleitet. In den betroffenen Muskeln entstehen oft schmerzhafte Knoten unterschiedlicher Größe. Die tiefer liegenden Muskeln sowie die Muskeln entlang des Rückgrats sind beim Betasten schmerzempfindlich.

Foramenstenose

Verschleißen die Wirbelgelenke, entstehen im Laufe der Zeit knöcherne Randzacken, die wiederum das Zwischenwirbelloch einengen können. Die Nervenwurzel, die hier aus dem Rückenmark austritt, wird bedrängt. Der Arzt spricht in diesem Fall auch von einer Foramenstenose (Stenose = Einengung). Durch eine solche Einengung können die austretenden Nervenwurzeln chronisch gereizt werden. Es entstehen Schmerzen und Schmerzausstrahlungen wie bei einem Bandscheibenvorfall.

Der Körper reagiert, indem er durch verstärkte Muskelanspannung und Ausweichhaltungen die Situation zu stabilisieren versucht, was dann wiederum selbst zu unangenehmen Muskelverspannungen führen kann; die Schmerzen nehmen zu. Alle Behandlungsansätze haben das Ziel, diesen Teufelskreis zu durchbrechen.

Spinalkanalstenose

Durch den Verschleiß von Bandscheiben und Wirbeln können nicht nur die Zwischenwirbellöcher eingeengt werden. Es können auch knöcherne Auswüchse entstehen, die den Wirbelkanal – den Spinalkanal – einengen. Häufig sind in diesem Zusammenhang auch die Bänder zwischen den Wirbelbögen verdickt. Ergebnis ist die sogenannte Spinalkanalstenose (Stenose = Einengung).

Der zu enge Wirbelkanal führt zu Schmerzen, Lähmungen und Empfindungsstörungen in den Beinen beim Gehen und Stehen. Im Liegen und Sitzen hingegen bessern sich die Symptome.

Diskogener Schmerz

Eine lange Zeit vernachlässigte Ursache chronischer Rückenschmerzen mit und ohne Ausstrahlung ist der „diskogene Schmerz". Hierunter versteht man Rückenschmerzen, die in Folge einer inneren Zerrüttung der Bandscheibe durch die Bandscheibe selbst verursacht werden, ohne dass ein Bandscheibenvorfall o. ä. vorliegt.

Typisch für diese Rückenschmerzen ist die belastungsabhängige Schmerzverstärkung (Sitzen, Stehen, Gehen, Heben, Tragen). Entgegen früherer Ansichten weiß man heute, dass die hinteren Anteile der Bandscheibe reichlich Schmerzfasern enthalten, die diesen Schmerz vermitteln. Zuverlässig diagnostizieren lässt sich diese Schmerzursache durch eine Kontrastmitteluntersuchung der Bandscheibe (Diskografie).

Schmerzursache: Schädigungen des Rückenmarks

Durch Bandscheibenvorfälle oder knöcherne Randzacken kann im Bereich der Hals- und Brustwirbelsäule der Wirbelkanal so weit eingeengt werden, dass das Rückenmark selbst geschädigt wird. Meistens sind Abnutzungserscheinungen die Ursache. Die Erkrankung kommt aber auch bei jüngeren Menschen vor, besonders wenn der Wirbelkanal von Geburt an eng ist und ein Bandscheibenschaden hinzukommt. Solche Rückenmarkschädigungen sind dann die Ursache für erhebliche Störungen der Nervenfunktionen, für Schmerzen in den geschädigten Nerven oder sogar für Ausfälle der Nervenleistungen. Schwäche und Steifigkeit in den Beinen, Nackenschmerzen, Schulter- und Armschmerzen in Verbindung mit unsicherem Gang sollten daher immer ein Grund sein, an dieses Krankheitsbild zu denken.

Besonders durch die Gangunsicherheit entstehen erhebliche Behinderungen. Wenn sich dann bei der neurologischen Untersuchung eine Steigerung der Reflexe an den Beinen und eine Störung der Tiefensensibilität finden, wird der Verdacht auf eine Rückenmarkschädigung weiter erhärtet. Oft findet sich auch eine Art „Elektrisieren des Rückens", wenn der Betroffene den Kopf nach vorne beugt.

Schmerzursache: Spezielle Wirbelsäulenerkrankungen

Auch wenn der weitaus größte Teil der Rückenschmerzen funktioneller Natur ist, gibt es natürlich viele Beschwerden, denen spezielle Erkrankungen mit zerstörter Substanz zugrunde liegen.

Osteoporose

Bis etwa zum 30. Lebensjahr nimmt die Knochenmasse des Menschen zum einen durch das Wachstum und zum anderen durch eine Steigerung der Knochendichte ständig zu, bis eine individuelle maximale Knochenmasse erreicht ist. Anschließend werden dann circa 0,5 bis 1,5 Prozent der Knochenmasse jährlich wieder abgebaut. Unter Osteoporose versteht man eine Verminderung der Knochenmasse über dieses normale Maß hinaus. Überschreitet der Verlust an Knochenmasse ein gewisses Ausmaß, besteht eine erhöhte Gefahr von Knochenbrüchen. Besonders gefährdet sind Wirbelkörper, Oberschenkelhals und Unterarm.

Die Ursache der Osteoporose ist ein Missverhältnis zwischen Knochenaufbau und -abbau. Durch die Ausdünnung der Knochenstrukturen kommt es im Inneren der Wirbelkörper zu kleinsten Brüchen, die häufig unbemerkt bleiben, aber zu einer zunehmenden Verformung der Wirbelkörper führen. Die Wirbelsäule verformt sich typischerweise hin zum Rundrücken, auch als „Witwenbuckel" bezeichnet. Aufgrund dieser Veränderungen werden Bänder und Muskeln überstrapaziert, es kommt zu heftigen Schmerzen. Natürlich kann es auch zu plötzlichen Wirbeleinbrüchen kommen. Die dadurch entstehende Abnahme der Körpergröße ist ein typisches Zeichen der fortgeschrittenen Osteoporose.

Eine Osteoporose tritt bei Frauen oft nach den Wechseljahren auf, wenn die Östrogenproduktion nachlässt. Etwa jede dritte Frau und jeder fünfte Mann ab 50 ist von der Krankheit betroffen. Im höheren Lebensalter, etwa ab dem 70. Lebensjahr, tritt die allgemeine Alterosteoporose auf, die Männer und Frauen etwa gleich häufig betrifft. Seltener ist die Erkrankung Folge von Störungen des Stoffwechsels und des Hormonhaushalts.

Osteoporose – Risikofaktoren:
- Genetische Faktoren, zierlicher Körperbau, frühzeitige Menopause (<45 Jahre), späte erste Monatsblutung,
- Lebensstil: Rauchen, starker Alkoholkonsum, sitzende Lebensweise, längere Immobilisierung, Kinderlosigkeit,
- mangelhafte Versorgung mit Kalzium und Vitamin D,
- Östrogenmangel bei Mädchen und jungen Frauen, beispielsweise bei Magersucht oder übertriebenem körperlichen Training,
- Medikamente: Gebrauch von gerinnungshemmenden Substanzen oder Medikamenten gegen Epilepsie, lang andauernde Therapie mit Kortison oder Medikamenten, die die Magensäure binden, hoch dosierte Therapie mit Schilddrüsenhormonen, Chemotherapie,
- internistische Erkrankungen: unter anderem Typ-I-Diabetes, chronische Nierenschwäche, rheumatoide Arthritis, Überfunktion der Nebenschilddrüsen.

Sie können Ihr Osteoporoserisiko senken, indem Sie sich kalziumreich ernähren (Milch, Käse, Quark) und sich regelmäßig bewegen. Bewegung schafft nicht nur Muskelmasse, sondern fördert auch den Knochenaufbau. Schränken Sie Ihren Alkoholkonsum ein und vermeiden Sie das Rauchen. Der jährliche Knochenverlust ist bei Rauchern etwa doppelt so hoch wie bei Nichtrauchern.

Wirbelsäulenverletzungen

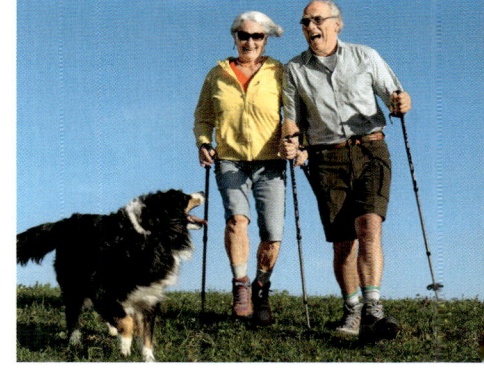

Zwar besteht das größte Risiko für Verletzungen der Wirbelsäule im Straßenverkehr, jedoch bringen auch einige Sportarten erhöhte Gefahren mit sich. Der Anteil der Wirbelsäulenverletzungen macht insgesamt etwa drei Prozent aller Verletzungen in Sport und Straßenverkehr aus. Als Klassiker bei Unfällen mit Beteiligung der Halswirbelsäule gilt der Kopfsprung in zu seichtes Wasser, der Brüche und Verletzungen nach sich ziehen kann, die nicht selten mit einer Querschnittslähmung einhergehen. Besonders schwere Verletzungen der Wirbelsäule werden meist durch Stürze aus größerer Höhe verursacht.

Betroffen sind dabei meistens die Halswirbelsäule und die Lendenwirbelsäule. Die Folgen reichen von eher harmlosen Verletzungen der Muskulatur bis hin zu Brüchen der Wirbelkörper, bei denen sich Bruchstücke verschieben und das Rückenmark verletzen können. 15 bis 20 Prozent aller Wirbelsäulenverletzten weisen Schädigungen des Rückenmarks auf – angefangen von einer Quetschung des Rückenmarks bis zur kompletten Durchtrennung.

Typisches Symptom einer schweren Wirbelsäulenverletzung ist der plötzlich einsetzende Rückenschmerz. Bei einer Beteiligung des Rückenmarks kommen Gefühls- und Bewegungsstörungen im Bereich der Arme und/oder Beine hinzu. Beschleunigungsverletzungen der Halswirbelsäule – beispielsweise bei Auffahrunfällen – sind häufig dadurch gekennzeichnet, dass die Symptome erst nach mehreren Stunden oder gar Tagen erscheinen.

Beckenschiefstand und Skoliose

Die Skoliose ist eine seitliche Verbiegung der Wirbelsäule, bei der gleichzeitig eine Rotation der Wirbel auftritt. Sie entsteht während des Wachstums und muss während dieser Zeit regelmäßig kontrolliert werden, da der Verlauf unberechenbar ist und die Gefahr der Verschlimmerung besteht. Die Ursache für eine solche Skoliose ist meist unbekannt. Die Krankheit tritt bei Mädchen etwa viermal so oft auf wie bei Jungen.

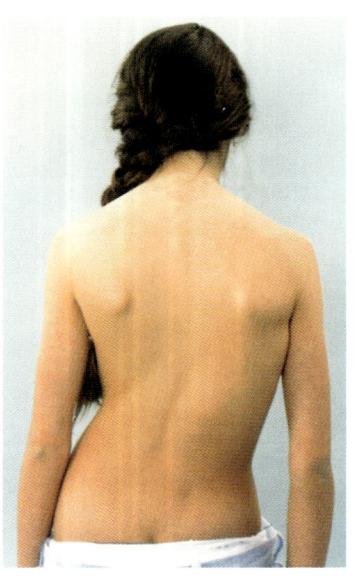

Doch es gibt auch klare Auslöser einer Wirbelsäulenverkrümmung. Zu ihnen gehört der Beckenschiefstand, der zum Beispiel durch Beinlängendifferenzen entstehen kann. Unser Körper ist stets bemüht, den Kopf gerade und die Augenlinie horizontal zu stellen. Wenn das Becken schief steht, versucht er, dies durch Achsabweichungen des Rückgrats auszugleichen. Eine solche skoliotische Fehlhaltung ist auf den ersten Blick nicht von einer „echten" Skoliose zu

Schmerzursache: Spezielle Wirbelsäulenerkrankungen

unterscheiden, kann aber durch den Ausgleich der Fehlstatik behoben werden.

Allerdings ist Beckenschiefstand nicht gleich Beckenschiefstand. Durch exakte Untersuchungen müssen die unterschiedlichen Formen des Beckenschiefstandes unterschieden werden, da sich daraus unterschiedliche therapeutische Konsequenzen ergeben. Die folgenden Ursachen sind zu unterscheiden

- Dem Beckenschiefstand liegt eine anatomische, sogenannte echte Beinverkürzung zugrunde.
- Im Bereich des Kreuzdarmbeingelenks liegt eine Funktionsstörung vor, die zu einer scheinbaren Beinverkürzung führt, man spricht auch von funktioneller Beinverkürzung.
- Krankhafte oder verschleißbedingte Funktionsstörungen im Hüftgelenk können zu funktionellen oder anatomischen Beinverkürzungen führen.
- Mehrere der genannten Einzelursachen treten kombiniert auf.

Die Ursache-Wirkungs-Kette kann auch andersherum sein: Aufbaustörungen der Wirbelsäule, wie eine Skoliose, bedingen durch die enthaltene Rotation Beckenverwringungen, die auf den ersten Blick wie ein Beckenschiefstand erscheinen. Dann ist die Skoliose die Ursache und der Beckenschiefstand die Auswirkung.

Sofern eine echte Beinverkürzung die Ursache des Beckenschiefstandes und der Fehlhaltung der Wirbelsäule ist, setzen spezialisierte Behandlungszentren besondere Messverfahren zur Untersuchung ein. Diese Technik erlaubt es vor allem, auszutesten, ob ein Beinlängenausgleich überhaupt den gewünschten positiven Effekt auf die Haltung ausüben würde oder nicht. So kann ein optimaler Gesamtausgleich erreicht werden. Auch zur statischen Korrektur und zur Verlaufskontrolle von Skoliosen werden diese Systeme eingesetzt, Röntgenaufnahmen können so vermieden werden.

> **Der Ausgleich ist wichtig**
> Fehlhaltungen der Wirbelsäule müssen sofern möglich ausgeglichen werden, da sie eine chronische Fehlbelastung im Bereich sämtlicher Strukturen des Bewegungssegments (siehe Kasten Fachsprache in Kapitel „Die Rücken- und Rumpfmuskulatur") verursachen. Sie fördern den Verschleiß und stellen einen großen Risikofaktor und auch Schmerzauslöser dar.

Schmerzursache: Über- bzw. Fehlbelastung

Die weitaus meisten Rückenschmerzen sind nicht das Symptom einer schweren Erkrankung oder eines Bandscheibenvorfalls, sondern Reaktionen auf die täglichen Belastungen unseres „normalen" Lebens: Stehen, Sitzen, Bücken, Heben, Tragen ... Diese Rückenschmerzen sind Ausdruck einer Überlastung des Systems Wirbelsäule. Aber was bedeutet „Überlastung" der Wirbelsäule?

Eine absolute und eindeutig zu bestimmende Belastbarkeitsgröße der Wirbelsäule gibt es leider nicht, da jeder Mensch und damit auch jede Wirbelsäule individuell unterschiedlich leistungsfähig ist. Man kann es also nur so formulieren: Eine Überlastung liegt vor, wenn ein Missverhältnis zwischen Belastung und individueller Belastbarkeit besteht.

Ärzte sprechen in diesen Fällen auch von funktionellen Wirbelsäulenbeschwerden. Gemeint ist damit, dass nicht eine **zerstörte** Struktur

Schmerzursache: Über- bzw. Fehlbelastung

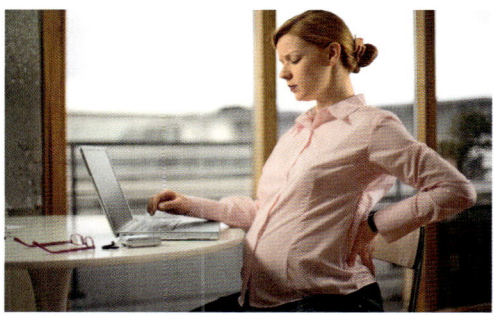

wie beim Bandscheibenvorfall der Schmerzauslöser ist, sondern dass vielmehr eine **gestörte** Struktur die Schmerzen verursacht

Es gibt zahlreiche Faktoren, die die Belastbarkeit der Wirbelsäule herabsetzen. Zahlenmäßig die Hauptursache stellen Bewegungsmangel, Stress, nicht ergonomische Sitzmöbel sowie eine ungünstige Lebensweise und Ernährung dar. Hier eine kleine Auswahl an „Herausforderungen für die Wirbelsäule":

- Einseitige körperliche Dauerbelastungen wie Stehen und Sitzen, zum Beispiel im Büro oder im Fernsehsessel sowie in Fahrzeugen,
- ungünstige Körperhaltungen wie Arbeiten mit gebeugtem Rücken und/oder Verdrehung des Oberkörpers,
- häufiges Heben und Tragen schwerer Lasten unter ungünstigen räumlichen und klimatischen Bedingungen,
- Sportarten mit häufig vorkommender Hohlkreuzbelastung und Rotation der Lendenwirbelsäule, beispielsweise Geräteturnen, Tennis oder Handball,
- sonstige Überlastungen von Bändern und Muskeln,
- genereller Bewegungsmangel und Muskelschwäche,
- Schwangerschaft, Entbindung, Kaiserschnitt.

Anhand dieser Aufzählung wird deutlich, dass Rückenbeschwerden in der überwiegenden Mehrheit nicht als unabänderliches Schicksal oder Krankheit angesehen werden müssen: Sie sind die Folge oft langjähriger Fehlbelastungen des Halte- und Bewegungsapparates im Alltag. Das bedeutet, dass jeder Mensch mit Rückenbeschwerden selbst sehr viel dazu beitragen kann, die Probleme zu lösen – auch Sie! Die Erfolgsaussichten stehen gut.

> **Ein guter Ausweg aus den Schmerzen**
> Was ist vor dem Hintergrund dieser Erkenntnisse zu tun? Prinzipiell führen uns zwei Wege aus dem Dilemma:
> Erstens: Vermindern Sie schädigende Einflüsse auf Ihre Wirbelsäule!
> Zweitens: Trainieren Sie die Belastbarkeit Ihrer Wirbelsäule!

Muskelverspannungen

Fehlhaltungen im Nacken- und Schulterbereich lösen oft Muskelverspannungen aus. Die Verspannung im oberen Wirbelsäulenbereich setzt sich dann nach unten fort. Die Folgen reichen von Schwindel, Kreislaufstörungen, Kopfschmerzen und Übelkeit bis zu chronischen Rückenschmerzen, die eine massive Einschränkung der Lebensqualität bedeuten.

Schmerzhafte Muskelanspannungen treten insbesondere in den Haltemuskeln der Wirbelsäule auf. Das liegt daran, dass die Nerven, die für das Anspannen dieser Muskeln zuständig sind, besonders sensibel auf Reize reagieren. Nicht selten sind gewohnheitsmäßige Fehlhaltungen, zum Beispiel falsches Sitzen am Arbeitsplatz, oder auch Stress dafür mitverantwortlich.

Eine lang anhaltende oder sehr starke Muskelanspannung kann zu einer Erregung der Schmerzsensoren sowohl im Muskel als auch in den benachbarten Sehnen und Gelenkkapseln führen. Der erhöhte Reizzustand der Schmerzsensoren bewirkt eine direkte, von der willentlichen Entscheidung abgekoppelte Antwort auf der Ebene des Rückenmarks. Die Folge ist eine weitere, zusätzliche Anspannung.

Schmerzursache: Über- bzw. Fehlbelastung

Gleichzeitig kommt es durch den Druck auf die umgebenden Blutgefäße auch zu einem Sauerstoffmangel in den betroffenen Muskeln. Stoffwechselprodukte reichern sich im Muskel an, die wiederum zur Verstärkung des Schmerzes führen können. Muskelspannung und Muskelschmerz können sich auf diese Weise gegenseitig verstärken – ein Teufelskreis.

Aber auch Ängste, Frustrationen, Überforderung in Partnerschaft, Familie und Beruf verursachen Verspannungen, und wieder kann ein Teufelskreis entstehen: Wenn selten Zeit bleibt, zu entspannen und das Leben locker und gelassen zu genießen, dann führt die innere Anspannung auch zu einer körperlich spürbaren Anspannung, die Schmerzen auslöst. Die Schmerzen wiederum bewirken einen Rückzug; Einsamkeit und ein Mangel an Vergnügungen führen zu zusätzlichen inneren Anspannungen. Dies kann sogar in eine Depression führen.

Therapeutische Ansätze haben immer das Ziel, solche Teufelskreise zu durchbrechen.

Fehlbelastung der Bänder

Wie im Kapitel „Die Bänder" beschrieben, wird unsere Wirbelsäule unter anderem durch verschiedene kräftige Bänder gestützt, die sich über ihre gesamte Länge erstrecken. Diese Bänder sind besonders in ihren Ursprungs- und Ansatzbereichen mit sehr vielen Nerven ausgestattet. Aus diesem Grund entstehen durch eine Fehlbelastung des Bandapparates heftige Schmerzen. Die Ursachen können sein:

- Verschleiß der Bandscheiben,
- angeborene Bindegewebsschwäche,
- unzureichend trainierte Rücken- und Rumpfmuskulatur,
- Haltungsschwäche und Haltungsfehler,

- Fehlstatiken,
- Übergewicht,
- Formveränderungen der Wirbelsäule, zum Beispiel bei Osteoporose.

Fehlende Muskelkraft

Rücken- und Bauchmuskulatur gewährleisten die aktive Stabilisation der Wirbelsäule. Je kräftiger und leistungsfähiger die Muskulatur, umso stabiler ist die „Gliederkette Wirbelsäule" und umso seltener werden die passiven Elemente Bandscheiben, Wirbelgelenke und Bänder überbeansprucht – oder anders formuliert: umso mehr werden diese Elemente entlastet.

Eine schwache Bauch- und Rückenmuskulatur lässt den Bauch nach vorn und die Lendenwirbelsäule ins Hohlkreuz fallen, die höher gelegenen Wirbelsäulenabschnitte müssen sich ihrerseits dieser Formveränderung anpassen. Die Brustwirbelsäule krümmt sich vermehrt, die Schultern rutschen nach vorn. Dies führt zu vermehrten und veränderten Belastungen aller Bauelemente der Wirbelsäule.

Das Bewegungsverhalten und der individuelle Trainingszustand sind also wichtige Faktoren bei der Entstehung von Rückenschmerzen. Eine Vielzahl internationaler Studien hat gezeigt, dass Menschen mit Rückenschmerzen meist eine zu schwache Nacken-, Hals- und/oder Rumpfmuskelkraft haben – beziehungsweise eine degenerierte, abgeschwächte oder verkürzte Muskulatur an den betreffenden Stellen.

Folge ist eine Schonhaltung, die die Beweglichkeit der Wirbelsäule zum Teil erheblich einschränkt. Diese Bewegungseinschränkungen verstärken dann wiederum die Muskelfehlbelastungen – und die wiederum die Schmerzproblematik sowie die Beweglichkeit der Wirbelsäule – die Kettenstörung mündet auch hier in einen Teufelskreis.

Bewegungsmangel

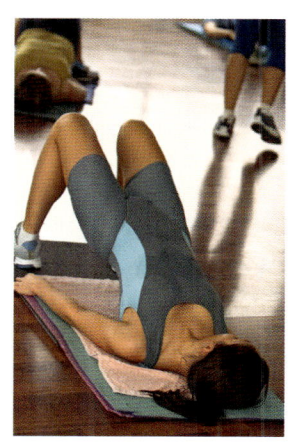

Bewegungsmangel schadet dem Bewegungsapparat und ist in dieser Hinsicht tatsächlich eine Fehl-Belastung. Die Funktionstüchtigkeit der Wirbelsäule ist davon abhängig, dass wir uns ausreichend und angemessen bewegen. Die negativen Folgen des Bewegungsmangels beziehungsweise der alltäglichen Fehlbelastungen seien an dieser Stelle nur kurz genannt:

- Die bewegenden Muskeln verkümmern (Muskelschwäche mit mangelnder Stabilität).
- Die Bandscheiben, die von Be- und Entlastung leben, „verhungern" und werden brüchig
- Die stabilisierenden Bänder werden schlaff (Instabilität im Bewegungssegment zwischen zwei Wirbelkörpern).
- Die Wirbelgelenke „rosten", ihre schrumpfenden Gelenkkapseln beginnen zu schmerzen.
- Die Durchblutung der Bausubstanz der Wirbelsäule verschlechtert sich (Schmerz durch Übersäuerung).
- Die Steuerung der Gliederkette Wirbelsäule durch das Nervensystem verebbt ohne regelmäßige und ausreichende Beanspruchung. Blockierungen treten vermehrt auf.
- Die tragenden Elemente, die Wirbelkörper, werden ohne Belastung porös (Osteoporose).

Zu geringe Bewegungsreize lassen also die Strukturen und die Funktion der Wirbelsäule verkümmern, ein angemessenes Bewegungsangebot optimiert dagegen die Belastbarkeit unserer „Säule". Ein gezieltes Bewegungstraining beugt nicht nur Rückenschmerzen vor, sondern „heilt" bereits vorhandene funktionelle Wirbelsäulenstörungen in allen

Lebensabschnitten! Es gibt moderne Trainingskonzeptionen, die mit Kraftmessungen der verschiedenen Muskelgruppen beginnen und dann gezielt die zu schwachen Muskelketten auftrainieren.

> **Auf die Sprache des Körpers achten**
> Viele Menschen mit funktionellen Beschwerden ihrer Wirbelsäule achten zu wenig auf die Sprache ihres Körpers. Sie haben verlernt, die schmerzhaften Signale als einen Hinweis zu verstehen, der auf Funktionsstörungen aufmerksam macht. Machen nicht auch Sie diesen Fehler, und lernen Sie aus den Hinweisen Ihres Körpers!

Die Rolle der Ernährung

Bei einer Fehl- und Überbelastung der Wirbelsäule spielt oft auch die Ernährung eine wichtige Rolle. Sehr leicht nachvollziehbar ist der Zusammenhang beim Übergewicht: Jedes Kilo zu viel belastet rein mechanisch Wirbelkörper, Bandscheiben, Wirbelgelenke, Bänder und Muskeln. Übergewicht verändert die Wirbelsäulenstatik und damit die einwirkenden Hebelkräfte nachhaltig!

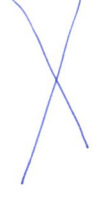

Doch auch sonst wirkt sich falsche Ernährung aus: Zu viel, falsch zusammengestelltes oder einseitiges Essen verschlechtert unseren Stoffwechsel. So kann es zum Beispiel durch ein Übermaß an purinhaltiger Nahrung – wie Fleisch oder Wurst – zu einer Übersäuerung der Gewebe kommen. Das kann unter anderem zu Muskelverspannungen und -schmerzen führen.

Raucher leiden gehäuft unter Bandscheibenschäden. Eine mögliche Erklärung für dieses Phänomen ist, dass die Gewebe, die die Bandscheiben umgeben, durch den Nikotingenuss schlechter durchblutet werden.

Das beeinträchtigt die Nährstoffaufnahme der Bandscheibe. Gleichzeitig sind die Lungen von Rauchern nur eingeschränkt belastbar, sodass Raucher häufig weniger Sport treiben – die Auswirkungen von Bewegungsmangel auf den Rücken sind in den Kapiteln „Fehlende Muskelkraft" und „Bewegungsmangel" beschrieben.

Schwangerschaft und Geburt
Die natürliche Gewichtszunahme in der Schwangerschaft belastet die Wirbelsäule. Dadurch, dass ihr Bauchumfang nach vorne vergrößert ist, nimmt die Schwangere eine kompensatorische Körperhaltung ein: Sie neigt den Oberkörper nach hinten. In der Lendenwirbelsäule führt das zum verstärkten Hohlkreuz.

Durch die hormonelle Umstellung wird im Körper vermehrt Wasser eingelagert, die Bänder im Becken und der Wirbelsäule lockern sich. Die Bänder können keinen ausreichenden Halt mehr geben, die Schwangere hat typischerweise Rückenschmerzen bei längerem Stehen oder Sitzen.

Durch die Entbindung leidet die Stabilität des Beckenbodens, die Bauchdecken sind stark überdehnt und können ihre Aufgabe, den Rumpf zu stabilisieren, zunächst nicht mehr ausreichend wahrnehmen. Ein Kaiserschnitt hat noch weitaus nachteiligere Folgen für die Bauchmuskulatur.

All diese Mechanismen bewirken, dass in der Schwangerschaft Rückenprobleme zu den verbreitetsten Beschwerden gehören.

Psychosomatischer Rückenschmerz
Die Psyche ist Bestandteil unseres Organismus wie Herz, Leber und Lunge, auch wenn sie nicht so konkret fassbar ist. Oft machen sich Leis-

tungsdruck, das Gefühl der Über- oder Unterforderung, Ängste, Konflikte in der Familie oder am Arbeitsplatz schon rein äußerlich in der Körperhaltung bemerkbar: Kopf und Schultern hängen. In vielen Fällen sucht sich die Psyche eine Schwachstelle des Körpers, um sich bemerkbar zu machen. Besondere Ereignisse, die gefühlsmäßig sehr belasten oder belastet haben, können so zum Auslöser von körperlichen Beschwerden werden.

Auf psychische Belastungen, das heißt auf innere Spannungszustände, reagiert der Körper mit einer Erhöhung der Grundspannung der Muskulatur. Eine ständig angespannte, verkrampfte Muskulatur ermüdet aber nicht nur schneller, sondern kann auch Schmerzen bereiten. Darüber hinaus verhindern Dauerspannung, Verkrampfung und Schmerzen wiederum eine psychische Ausgeglichenheit. Der empfundene Schmerz ist real, der Betroffene ist kein „Simulant".

Warum manche Menschen auf psychische Belastung mit einer erhöhten, schmerzhaften Anspannung der Rückenmuskulatur reagieren, ist noch unklar. Wissenschaftler vermuten, dass Menschen mit psychosomatischen Rückenbeschwerden charakteristische Persönlichkeits- beziehungsweise Verhaltensmerkmale aufweisen, die die Entstehung der Schmerzen begünstigen. Typische Merkmale solcher Menschen könnten sein: Gewissenhaftigkeit, hohe Leistungsansprüche an sich selbst, Ehrgeiz und gleichzeitig eine nicht ausreichende Fähigkeit, über die eigenen Gefühle zu sprechen.

Da die Ursachen für diese Art von Rückenschmerzen im psychischen Bereich liegen, richtet sich auch die Therapie darauf aus.

Diagnose – den Ursachen auf der Spur

Wer Rückenschmerzen hat, kennt sie nur allzu gut: die zahlreichen Ratschläge von Bekannten und Freunden. Jeder meint zu wissen, woher der Schmerz kommt und was die beste Therapie ist.

Doch tatsächlich ist das gar nicht so leicht festzustellen. Weder der Betroffene noch der Arzt kann nämlich vom Symptom unmittelbar auf die Ursache schließen: Eine Muskelverspannung äußert sich auf den ersten Blick unter Umständen genauso wie ein Tumor im Wirbelkanal. Entscheidend für eine zutreffende Diagnose sind Spezialisierung und Erfahrung des behandelnden Arztes. Dabei ist es von grundlegender Bedeutung, das „System Wirbelsäule" ganzheitlich zu erfassen und alle Zusammenhänge zu erkennen.

Wie im vorangegangenen Kapitel erläutert, gibt es viele Ursachen für Rückenschmerzen. Die Diagnose wird dadurch erschwert, dass der Schmerz oftmals das Resultat zahlreicher Teilursachen ist. Diese Bausteine können durchaus unterschiedliche Bedeutung haben – vergleichbar einem Mosaik aus vielen einzelnen Teilen. Die Kunst liegt nun darin, jeden Baustein zu erfassen, richtig zu deuten und entsprechend zu behandeln. Grundlage für eine solche Vorgehensweise ist eine exakte und differenzierte Diagnostik, die den betroffenen Menschen ganzheitlich erfasst.

Im Blickpunkt des Spezialisten liegt also nicht nur die vordergründige Diagnose des **Schadens**, sondern er versucht vor allem, die verschiedenen **Ursachen** des Schmerzbildes zu ergründen, um ein effektives ganzheitliches Behandlungskonzept zu erstellen.

Ermittlung der Vorgeschichte: die Anamnese

Der erste Schritt dazu ist die Anamnese – das Gespräch über die Krankengeschichte. Dabei wird mit gezielten Fragen das aktuelle Problem eingegrenzt. Der Arzt fragt beispielsweise nach

- Beginn und Auftreten der Rückenschmerzen,
- Körperregion, in der der Schmerz auftritt,
- Schmerzstärke,
- Schmerzqualität oder
- körperlichen und seelischen Belastungen.

Das Gespräch über die Schmerzstärke ist von besonderer Bedeutung, denn Schmerz ist eine sehr individuelle Sache und kann kaum objektiviert werden. Als Hilfsmittel hat sich im Alltag die Verwendung von Skalen bewährt, auf denen die Schmerzstärke mit Werten von 0 bis 10 bewertet wird. Man nennt diese Skalen „visuelle Analogskalierungen" (VAS). Es gibt auch „verbale Skalen" die mit Worten verschiedene Schmerzstärken beschreiben.

Aus der Anamnese ergeben sich entscheidende Hinweise für die weiteren diagnostischen Maßnahmen. Daher sind die Selbstbeobachtung des Patienten und seine Angaben ein wichtiger Beitrag zur Diagnostik.

> **Je genauer, desto besser!**
> Je genauer Sie Ihr Beschwerdebild kennen und beschreiben können, desto genauer kann der Arzt die Diagnose stellen.

Ermittlung der Vorgeschichte: die Anamnese

Was der Arzt fragen wird

Die folgenden Fragen wird Ihnen auch Ihr Arzt stellen – es ist sinnvoll, sich vor dem ersten Gespräch darauf vorzubereiten:

- Wann trat der Rückenschmerz erstmals auf?
- Wie trat er auf: plötzlich und stark oder langsam stärker werdend?
- Wo genau sitzt der Schmerz, wohin strahlt er aus?
- Tritt der Schmerz immer an der gleichen Stelle auf oder wandert er?
- Wie empfinden Sie den Schmerz: ziehend, dumpf, krampfartig, brennend, stechend?
- Wie stark ist der Schmerz: leicht, mäßig, stark, unerträglich?
- Gibt es Erstauslöser: Unfall, Sturz, eine ungeschickte Bewegung oder ungewohnte Belastung, lange einseitige Beanspruchung?
- Was verstärkt den Schmerz: Sitzen, Stehen, Bücken, Drehen, nächtliches Drehen im Bett, Husten, Niesen, Pressen beim Stuhlgang, Bergabgehen?
- Was lindert den Schmerz: Gehen, Sitzen, Liegen, Hochlagern der Beine, Wärme, Kälte, Medikamente?
- Bestehen zusätzlich zu den Rückenschmerzen noch andere Beschwerden wie Fieber, Schwitzen, Durchfall, Verstopfung, Magenbeschwerden, Taubheitsgefühl an Armen oder Beinen, Hautkribbeln oder Schwäche?
- Wie verhält sich der Schmerz im Tagesverlauf: Sind Sie zum Beispiel nach dem Aufwachen schmerzfrei, dann im Tagesverlauf zunehmend von Beschwerden geplagt?

Hilfreich: das Schmerztagebuch

Legen Sie ein Schmerztagebuch an, um einen besseren Überblick über die Art und den Verlauf Ihrer Rückenschmerzen zu erhalten. Tragen Sie ein, wann der Schmerz anfängt, wann er aufhört und wie Sie ihn empfunden haben. Notieren Sie auch die Umstände, unter denen der Schmerz

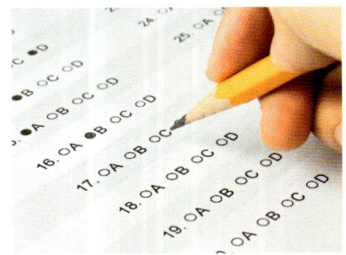

auftrat und welche Maßnahmen Sie ergriffen haben. Stellen Sie fest, was den Schmerz verstärkt und was Ihnen Erleichterung verschafft.

Die körperliche Untersuchung

Nach der Anamnese erfolgt die körperliche Untersuchung. Der Arzt prüft hierbei Ihre Körperhaltung, die Form der Wirbelsäule und ob Schmerz- oder Druckpunkte existieren. Die Funktion der Wirbelsäule wird getestet, einzelne Abschnitte werden differenziert untersucht, und es wird nach neurologischen Symptomen wie Lähmungen oder Muskelschwäche gefahndet. Zur körperlichen Untersuchung gehört auch eine Tastuntersuchung.

Erklärung der Symptome: die Differenzialdiagnose

Aus der Anamnese und der körperlichen Untersuchung ergibt sich für den Facharzt eine Arbeitsdiagnose. Das heißt, er weiß zu diesem Zeitpunkt in der Regel, **„was Sie haben"** – jedoch noch nicht, **wodurch** die Situation entstanden ist. Denn für jedes Symptom gibt es verschiedene mögliche Ursachen, die ausgeschlossen oder bestätigt werden müssen. Für diese Differenzialdiagnose sind weitere diagnostische Verfahren notwendig, zum Beispiel Röntgenaufnahmen oder Blutuntersuchungen. Im Wesentlichen unterscheidet man bei diesen Verfahren drei große Gruppen:

- Apparative Untersuchungsmethoden,
- neurologische Untersuchungsmethoden und
- Blutuntersuchungen.

Erklärung der Symptome: die Differenzialdiagnose

Apparative Untersuchungsmethoden

Die bildgebende Diagnostik im Wirbelsäulenbereich beruht auf einer hoch entwickelten Technik und hat ein bislang nicht gekanntes Niveau erreicht. Immer genauer können Körperstrukturen und krankhafte Veränderungen unseres Körpers dargestellt werden – immer neue Erkenntnisse sind so möglich.

Jedoch muss man sich stets vor Augen halten, dass man den Schmerz auf keinem noch so modernen Diagnosegerät sehen kann. Das heißt, sämtliche „technischen Daten", welche die Apparatediagnostik liefert, müssen im Zusammenhang mit den individuellen Schilderungen des Patienten und den persönlichen Untersuchungsbefunden des Arztes gesehen werden. Nur mit einer solchen Gesamtbewertung ist es möglich, die richtige Diagnose und Therapie zu finden.

Röntgenuntersuchung

Bei Beschwerden im Wirbelsäulenbereich sind grundsätzlich Röntgenuntersuchungen erforderlich. Eine Röntgenuntersuchung ist die bildliche Darstellung unterschiedlicher Körperregionen und Gewebe mit Hilfe von Röntgenstrahlen. Nur damit sind der statische Aufbau der Wirbelsäule und die Knochenstruktur sichtbar zu machen.

> **Ohne Befund?**
> Bei der Bewertung von Röntgenaufnahmen fällt häufig der Begriff „o. B.", ohne Befund. Das heißt, das Röntgenbild zeigt keine krankhaften Veränderungen. Das heißt jedoch nicht, dass der Patienten eigentlich keine Beschwerden haben dürfte – hier entstehen häufig Missverständnisse.

68 ||| Diagnose – den Ursachen auf der Spur

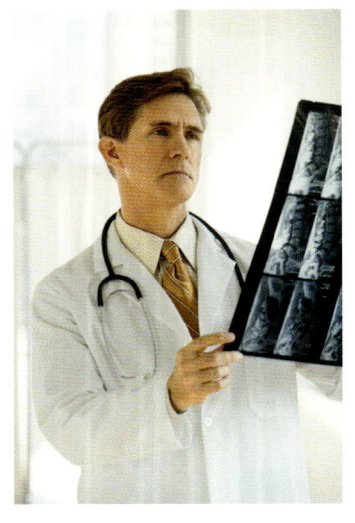

Die heute verwendeten, meist digitalen Röntgensysteme ermöglichen eine sehr gute Bildqualität bei sehr niedriger Röntgenstrahlendosis. Aufgrund der technischen Entwicklungen ist die auf den Körper abgegebene Gesamtstrahlung sehr gering, und man vermeidet Streustrahlung außerhalb des eigentlichen Bildbereiches.

Viele beeindruckende Veränderungen im Röntgenbild entsprechen durchaus normalen Veränderungen im Laufe des Lebens. Die Halswirbelsäule eines 50-Jährigen sieht anders aus als die eines 20-Jährigen – diese Veränderungen können durchaus normale Veränderungen im Laufe des Lebens sein. Ob und inwieweit sie im Zusammenhang mit dem Beschwerdebild stehen, kann nur der Fachmann bewerten.

Meist nicht krankhaft
Gehen Sie davon aus, dass den meisten auf dem Röntgenbild sichtbaren Veränderungen keine krankhafte Bedeutung zukommt.

Vermessung der Wirbelsäule

Eine mögliche Ursache von Rückenschmerzen ist, dass die Statik der Wirbelsäule gestört ist. Fehlstatiken der Wirbelsäule haben vielfältige Ursachen. Sie können beispielsweise auf unterschiedlichen Beinlängen beruhen („anatomischer Beckenschiefstand") oder auf Fehlfunktionen der Kiefergelenke. Eine solche Fehlstatik zu erkennen und zu beseitigen, ist ein wichtiger Teilschritt im Rahmen eines ganzheitlichen Therapiekonzeptes.

Mit der sogenannten lichtoptischen 3-D-Vermessung kann man unter anderem herausfinden, ob durch eine Veränderung der Beckenstellung eine bessere Einstellung der Wirbelsäule erreicht werden kann.

Bei dieser Messmethode wird ein Licht- und Schattenraster (keine Röntgenstrahlung!) in Form paralleler Linien auf den Rücken projiziert. Wirbelsäulenfehlstatiken werden so sichtbar und messbar gemacht. Verändert man nun beispielsweise die Länge eines Beins durch eine höhere Schuhsohle, so kann anhand des Lichtrasters die Reaktion der Wirbelsäule auf diese statische Veränderung sichtbar gemacht werden. Aus den Erkenntnissen, die der Arzt aus der 3-D-Vermessung zieht, ergibt sich eine Vielzahl von wertvollen diagnostischen Hinweisen. Die therapeutischen Maßnahmen können entsprechend genau angepasst werden.

Computertomografie (CT)

Die Computertomografie (CT) ist eine spezielle Form der Röntgenuntersuchung. Mit ihr werden Schnittbilder erstellt – wie beim Brotschneiden wird der Körper optisch in viele parallele Scheiben von wenigen Millimetern Dicke geteilt. Die Bilder werden durch einen Rechner ausgewertet, sodass der Arzt letztlich ein sehr genaues dreidimensionales Röntgenbild der untersuchten Körperregion erhält.

Magnetresonanztomografie (MRT)

Die Magnetresonanztomografie (MRT), auch als Kernspintomografie bezeichnet, ist im Gegensatz zur Computertomografie eine völlig strahlungsfreie Untersuchungsmethode. Sie arbeitet mit Magnetfeldern, die nach den bisher vorliegenden Erkenntnissen völlig unschädlich sind.

Diagnose – den Ursachen auf der Spur

Die MRT ist heutzutage aus der Diagnostik von Wirbelsäulenerkrankungen nicht mehr wegzudenken und hat ältere Untersuchungsmethoden immer mehr verdrängt. Sie ermöglicht eine scharfe Darstellung der Bandscheiben und Nerven, der Muskulatur und eventuell vorhandener Tumoren. Man erhält auch zusätzliche Informationen, zum Beispiel über den Wassergehalt der einzelnen Bandscheiben. In der Darstellung der Weichteile ist die Magnetresonanztherapie der Computertomografie deutlich überlegen. Da MRT-Untersuchungen ohne Verwendung von Röntgenstrahlen auskommen, sind sie auch für Schwangere oder Kinder geeignet.

> **Nur im Zusammenhang betrachten**
> Die Magnetresonanztomografie ist ein extrem genaues und empfindliches Verfahren. Das kann zu falschen Befunden verleiten, wenn keine Wechselbeziehung zu den individuellen Symptomen hergestellt wird. Daher wird der Arzt immer alle anderen Befunde mit hinzuziehen. Die Diagnose eines Rückenproblems wird nicht allein mit der MRT erstellt!

Skelettszintigrafie

Bei Entzündungen oder Tumoren im Knochenbereich sind die Stoffwechselvorgänge in der betroffenen Region erhöht. Dies kann man mit einer Skelett- oder Knochenszintigrafie erkennen. Dafür wird eine kleine Menge einer schwach radioaktiven Markierungssubstanz mit kurzer Halbwertszeit injiziert. Mit einer speziellen Kamera wird anschließend gemessen, wie sich diese Substanz im Körper verteilt und wo sie sich anreichert. Mit diesem Verfahren können bestimmte Veränderungen im Knochenbereich wesentlich früher als mit Röntgenaufnahmen sichtbar gemacht werden.

Erklärung der Symptome: die Differenzialdiagnose | 71

Lumbale Liquoruntersuchung

Mit der lumbalen Liquoruntersuchung (lumbal = zu den Lenden gehörend) können Entzündungen oder Tumorerkrankungen festgestellt werden. Hierzu wird eine Probe des Nervenwassers (Liquor), das Gehirn und Rückenmark umgibt, zur Untersuchung gewonnen. Der Arzt schiebt im Bereich der unteren Lendenwirbelsäule eine dünne Nadel durch die Haut und Muskulatur zwischen den Dornfortsätzen und entnimmt wenige Milliliter Liquor. Die Entnahme erfolgt unter örtlicher Betäubung.

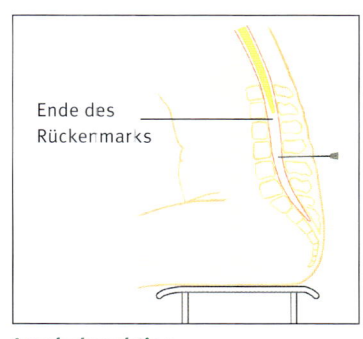

Lumbalpunktion

Nach der Untersuchung kommt es in etwa zehn bis 20 Prozent der Fälle vorübergehend zu Kopfschmerzen, die im Stehen zunehmen. Zur Linderung dieser Schmerzen sollte man viel trinken und möglichst liegen.

Myelografie

Die Myelografie ist ein spezielles Röntgenverfahren zur Untersuchung des Wirbelkanals, bei dem ein Kontrastmittel in den Kanal injiziert wird. Anschließend kontrolliert der Arzt die Verteilung des Kontrastmittels. Auf diese Weise können zum Beispiel Bandscheibenvorfälle sichtbar gemacht werden. Die Myelografie wird zunehmend durch die Untersuchung des Wirbelkanals per Magnetresonanztomografie ersetzt, da hierbei keine Injektion in den Wirbelkanal erforderlich ist.

Diskografie

Heute weiß man, dass aufgrund der reichlich vorhandenen Nerven im äußeren und mittleren Drittel des Bandscheibenrings auch die Bandscheibe selbst die Ursache hartnäckiger Rückenschmerzen sein kann. Die einzige Untersuchung, die einen solchen bandscheibenbedingten Schmerz beweisen kann, ist die sogenannte Diskografie (Diskusstimulation). Dabei wird Kontrastmittel in die Bandscheibe eingebracht. Wenn hierdurch ein kurzfristiger, typischer Schmerz entsteht, ist dies ein klarer Hinweis auf die Bandscheibe als Ursache der Beschwerden.

Neurologische Untersuchungsmethoden

Durch neurologische Zusatzuntersuchungen erhält man bei bestimmten Beschwerdebildern weitere Informationen. So kann beispielsweise das Ausmaß einer Nervenschädigung bestimmt werden. Dies wiederum liefert die Grundlage für den weiteren therapeutischen Weg.

Elektromyografie (EMG)

Bei der Elektromyografie werden dünne Messnadeln in einen Muskel gesetzt, mit denen man seine elektrische Aktivität sehr genau messen kann. Auf diese Weise erhält der Arzt Hinweise, ob der Muskel selbst erkrankt ist oder aber ein Nerv, der den Muskel versorgt. Krankhafte Veränderungen der Nervenfasern oder Nervenwurzeln eines jeden Muskels können festgestellt werden. Auch kann der Arzt aus einer veränderten Muskelaktivität auf die für die Beschwerden verantwortliche Nervenwurzel schließen und das Ausmaß der Schädigung erkennen.

Elektroneurografie (ENG)

Die Elektroneurografie ist ein diagnostisches Verfahren, um zu messen, wie schnell elektrische Impulse durch eine Nervenfaser übertragen werden. Man kann damit also Aussagen zur Funktionsfähigkeit beziehungsweise Schädigung von Nerven treffen, denn bei unterschiedlichen Erkrankungen oder Schädigungen kann die Nervenleitgeschwindigkeit verlangsamt sein. Zur Durchführung wird ein Nerv in seinem Verlauf mit leichten Stromstößen gereizt und die Zeit bis zur Reizantwort gemessen.

Blutuntersuchungen

Blutuntersuchungen können wichtige diagnostische Hinweise liefern, denn anhand bestimmter Laborwerte des Blutes kann der Arzt auf die Entstehung der Beschwerden schließen. Indem man die Blutzusammensetzung untersucht, lassen sich Rückschlüsse auf viele verschiedene Gesundheitsprobleme ziehen, beispielsweise auf

- entzündlich-rheumatische Erkrankungen,
- Tumoren,
- Folgen einer Infektionskrankheit oder
- bakterielle Absiedlungen.

Bei Rückenproblemen ist vor allem die sogenannte Blutsenkung wichtig, bei der gemessen wird, wie schnell sich in einer Blutprobe, die sich in einem Glasröhrchen befindet, die roten Blutkörperchen absenken. Bei tumorösen und entzündlichen Erkrankungen ist diese Geschwindigkeit meist erhöht.

Die Therapie – ganzheitliches Denken ist gefragt

Es existieren zahlreiche Therapieformen und Therapieansätze bei Rückenschmerzen. Teilweise beruhen sie auf einem unterschiedlichen Verständnis des Menschen und seiner Funktionsweise. Jedoch haben alle das gleiche Ziel: Sie sollen Ihnen den Schmerz nehmen und Ihre Leistungsfähigkeit wiederherstellen.

Eine wichtige Grundlage der Behandlung ist, dass der Therapeut den Rückenschmerz nicht als mechanisches Problem zwischen zwei Wirbeln versteht, das man zur Not mit dem Skalpell entfernen kann, sondern dass er das Organ Wirbelsäule als einen besonderen Teil des ganzen Menschen erfasst. Er muss sensibel die zahlreichen Störungen in ihrem ganzen Zusammenhang erfassen. Und er muss die Bedeutung der vielen verschiedenen diagnostischen Erkenntnisse angemessen werten.

Entscheidend für die ganzheitliche Betrachtungsweise des Rückenschmerzes ist das Erkennen der einzelnen Mosaiksteine, die letztlich das Gesamtbild Rückenschmerz ergeben. Dabei dürfen einerseits mögliche psychosomatische Ursachen für den Schmerz nicht übersehen werden, andererseits darf die Diagnose „psychosomatischer Rückenschmerz" nicht vorschnell gestellt werden. Es ist eine Binsenweisheit, dass ein lang bestehender Schmerz „Nerven kostet". Jeder kann nachvollziehen, dass daraus in der Folge auch psychische Probleme entstehen können. Dennoch kann ein solches Problem nur auf der Grundlage des körperlichen Schmerzes gelöst werden, die psychosomatische Komponente muss dann gegebenenfalls mit in das Therapiekonzept integriert werden. Umgekehrt verhält es sich beim chronischen Schmerz, auch „Schmerzkrankheit" genannt. In diesen Fällen gelingt es in der

Die Therapie – ganzheitliches Denken ist gefragt

Regel nicht mehr, den Schmerz auf der körperlichen Ebene zu therapieren.

> **Ursachenforschung – zwei Beispiele**
> Ein Patient berichtet, dass er immer wieder von akuten Kreuz- oder Ischiasschmerzen überfallen werde. Er würde dann eingerenkt und es ginge ihm anschließend besser. Ein anderer Patient wird seit zehn Jahren einmal pro Woche wegen seiner „dauernden Verspannungen" massiert.
>
> Bei beiden Patienten wurde das zugrunde liegende Problem offensichtlich nicht ausreichend erkannt – und dementsprechend nicht ursachenbezogen behandelt. Zwar können Rückenschmerzen durchaus durch eine Blockierung verursacht sein, sodass die chirotherapeutische Behandlung die richtige Behandlungsmethode ist. Ebenso ist Massage bei Verspannungen tatsächlich sinnvoll.
>
> Bei immer wiederkehrenden Beschwerden wie in unseren Beispielen muss die Frage aber auch lauten: *Warum* treten die Probleme immer wieder auf? Es muss also sorgfältig nach der zugrunde liegenden Ursache gesucht werden!

Nach der umfassenden Diagnose wird aus der Vielfalt der therapeutischen Möglichkeiten ein logisches Therapiekonzept zusammengestellt. Ein solches individuelles Konzept wird nie das einzig mögliche Therapiekonzept sein. Es wird Ihnen auch niemand sagen können, ob es das beste Konzept ist. Gerade in der Medizin führen viele Wege nach Rom. Der Arzt wird jeden Einzelfall genau abwägen und dann ein angemessenes, individuelles therapeutisches Konzept mit der *erfahrungsgemäß* höchsten Effizienz wählen.

Die Therapie – ganzheitliches Denken ist gefragt

Eine solche Vorgehensweise benötigt einen erfahrenen Wirbelsäulenspezialisten, der die folgenden Anforderungen erfüllen muss:
- Er verfügt über die entsprechende Ausbildung.
- Er besitzt einen breiten Erfahrungsschatz.
- Er verfügt über die notwendigen diagnostischen Möglichkeiten.
- Er kennt die vielfältigen Therapieansätze, um für jeden Patienten ein individuelles Behandlungskonzept zu erstellen.

Ziel einer ganzheitlichen Wirbelsäulentherapie ist es einerseits, den aktuellen Schmerz zu lösen, andererseits aber auch seine Ursachen zu erkennen und zu beseitigen und durch ein Stufenkonzept die dauerhafte Schmerzfreiheit zu erreichen.

Welche Therapie ist die beste?

Prinzipiell müssen Sie wissen, dass es die „beste Therapie" für die meisten Probleme nicht gibt. Wieso ist das so?

Die Medizin ist und war schon immer eine Erfahrungswissenschaft. Zwar bedient sich gerade die Schulmedizin zahlreicher Naturwissenschaften und bemüht sich um Objektivierbarkeit, aber in ihren Strukturen kann sie strengen naturwissenschaftlichen Kriterien in der Regel nicht genügen. Zudem erfasst die Schulmedizin sicherlich auch nicht das gesamte Spektrum der Krankheiten oder Leiden des Menschen – weder in diagnostischer noch in therapeutischer Hinsicht.

Die Tatsache, dass viele alternative diagnostische und therapeutische Vorgehensweisen die strengen wissenschaftlichen Kriterien der Schulmedizin nicht erfüllen, heißt nicht von vornherein, dass es sich um wirkungslose Scharlatanerie handelt. Allerdings wird der Begriff „wissenschaftlich nicht bewiesen" in den Zeiten knapper finanzieller Mittel gerne in diesem Sinne missbraucht. Man sollte jedoch wissen, dass es sich hier lediglich um eine Formulierung handelt, die es dem Kostenträger ermöglicht, die Kostenübernahme zu verweigern. Denn wie gesagt: Medizin ist keine Naturwissenschaft, sondern eine Erfahrungswissenschaft.

Alternative Therapiemethoden können in Abhängigkeit vom zugrunde liegenden Problem sehr erfolgreich helfen und auch eine ideale Ergänzung zu anderen „klassischen" Maßnahmen darstellen.

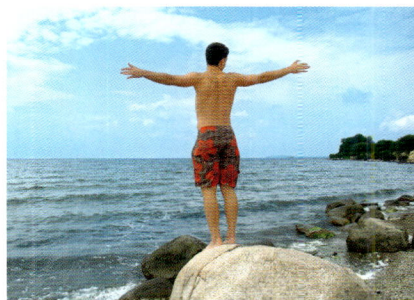

Bewährt: die Stufentherapie

Moderne Therapiekonzepte beseitigen nicht lediglich das akute Schmerzproblem. Sie basieren vielmehr auf der ganzheitlichen Erfassung des Wirbelsäulenproblems. Ziel ist, dass die Wirbelsäule in Beruf, Alltag und Freizeit schmerzfrei funktioniert. Sie als Patient sollen nach diesem Konzept umfassend informiert sein, selbstständig entscheiden können, Ihre Schwachstelle kennen und gelernt haben, damit gut umzugehen. Dazu hat sich in der Praxis folgendes Stufenkonzept bewährt:
Nach exakter Diagnostik der schmerzverursachenden Faktoren wird
- in **Stufe I** der Schmerz so gezielt wie möglich und nötig behandelt,
- in **Stufe II** durch physiotherapeutische Maßnahmen die schmerzfreie Funktionalität der Wirbelsäule wiederhergestellt und
- in **Stufe III** durch gezieltes Muskelaufbautraining stabilisiert.

Welche therapeutischen Maßnahmen auf den einzelnen Stufen eines solchen Therapiekonzeptes zur Anwendung kommen, wird Ihr Arzt individuell entscheiden. Im Folgenden stellen wir Ihnen verschiedene

Therapiemethoden vor. Dabei unterscheiden wir nicht nach „schulmedizinischen" und „alternativen" Therapien, sondern beschreiben gleichwertig diejenigen Methoden, die sich bei Rückenbeschwerden bewährt haben.

Neuraltherapie

Bei einer neuraltherapeutischen Behandlung werden örtlich betäubende Medikamente zu therapeutischen Zwecken injiziert. Bei den folgenden Krankheitsbildern beziehungsweise Symptomen hat sich die Neuraltherapie als besonders wirksam erwiesen:
- Akute Schmerzen,
- Entzündungen im Bereich der Wirbelsäule und Gelenke,
- verschleißbedingte Erkrankungen,
- störfeldbedingte Erkrankungen.

Die Neuraltherapie ist auf dem Boden der Schulmedizin gewachsen und alleine oder in Kombination mit anderen, herkömmlichen Therapieformen anwendbar. Ihr Ziel ist es, körpereigene Regelsysteme, die gestört sind, über das Nervensystem zu beeinflussen und wieder zu normalisieren. Die Regelkreise können regional begrenzt sein, sich auf bestimmte Körpersegmente oder auch auf den ganzen Körper beziehen. Ein Beispiel für den Eingriff in einen regionalen Regelkreis ist die Unterbrechung des Schmerzzyklus: Schmerz – Verspannung – Minderdurchblutung – Schmerzverstärkung.

Die bei der Neuraltherapie eingesetzten Medikamente wirken schmerzstillend und entzündungshemmend und werden mitunter weit entfernt vom eigentlichen Schmerzort injiziert. Dies Vorgehen beruht auf der Vorstellung, dass eine störungsfreie Vernetzung aller Organe, Muskeln, Nerven, des Bindegewebes und der Haut Voraussetzung für ständige Abstimmungsvorgänge ist. Sind diese Regelkreise gestört und ist der Körper somit nicht mehr in der Lage, die verschiedenen Funktionen aufeinander abzustimmen, treten beispielsweise Schmerzen auf. Wenn die körpereigene Regulation auf diese Weise wiederhergestellt oder optimiert wird, kann eine anhaltende Besserung von Funktionsstörungen und Schmerzen erreicht werden. Es kann sogar zu spontanen Symptomauslöschungen kommen, der sogenannten Sekundenphänomenheilung.

Damit ist die Neuraltherapie für die Behandlung funktioneller Störungen geeignet. Bei sorgfältiger Ausführung ist die Therapieform risikoarm.

Segmentbezogene Injektionstherapie

Rückenschmerzen entstehen häufig durch Schmerzen im Bereich der Wirbelgelenke und/oder der Nervenwurzeln, die hier aus dem Rückenmark austreten. Das Schmerzsignal ist Ausdruck einer nicht bakteriellen Entzündung der Nervenäste oder Nervenwurzeln.

Durch gezielte Injektion von Medikamenten in die Wirbelgelenke, in den Ursprungsbereich der Nervenwurzeln und in den Wirbelkanal lässt sich der Schmerz sehr effektiv beeinflussen. Man verwendet dazu lokale Betäubungsmittel, die mit entzündungshemmenden Medikamenten kombiniert werden können. Der Schmerz bildet sich durch das Ausheilen der zugrunde liegenden Entzündung zurück.

Es wird davon ausgegangen, dass auch die Injektion von Kochsalzlösung, beispielsweise an Nervenwurzeln, das Gewebe zum Abschwellen bringt. Die Durchblutung des Nervs normalisiert sich, seine Regeneration beginnt, die Reizleitung wird verbessert.

Mögliche Komplikationen der Injektionstherapie:
- Allergische Reaktionen,
- Infektion,
- vorübergehende Schmerzverstärkung am Injektionsort,
- Injektion in ein Blutgefäß oder direkt in den Nerv,
- vorübergehende Empfindungsstörung oder vorübergehende Muskelschwäche.

Sichtgesteuerte Eingriffe

Bei diesen Eingriffen wird „unter Sicht" eine dünne Spezialkanüle in die Wirbelsäule eingeführt. Der Arzt kann so unter Durchleuchtung das Eindringen der Kanüle an den Zielort verfolgen. Die richtige Positionierung der Nadelspitze wird gegebenenfalls durch ein Kontrastmittel geprüft. Anschließend wird ein Medikament beziehungsweise ein Wirkstoff unmittelbar an den Ursprung des Schmerzgeschehens – beispielsweise eine Nervenwurzel oder ein Wirbelgelenk – injiziert.

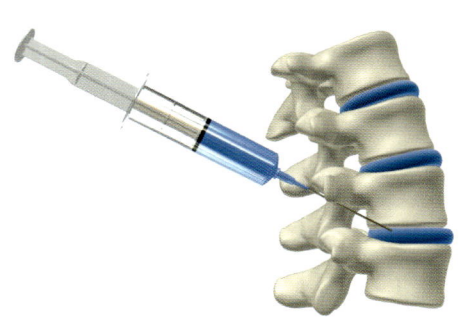

Punktion einer Bandscheibe

Sichtgesteuerte Eingriffe sind eine wichtige Ergänzung innerhalb des nicht operativen Therapiespektrums. Es handelt sich um hoch effiziente Behandlungsmethoden, die häufig auch noch in den Fällen erfolgreich sind, bei denen andere Methoden nicht den gewünschten Erfolg gehabt haben. Zudem kann man mit ihnen unklare Schmerzursachen sehr genau abklären.

Es ist auch möglich, Spezialkanülen oder eine Lasersonde in die Bandscheibe zu führen und unter Sicht exakt zu platzieren. Mit einem speziellen Enzym, mit Laserlicht oder per Saugkanüle kann dann ein Teil des zentralen Bandscheibengewebes aufgelöst, verdampft und abgetragen oder abgesaugt werden.

> **Vorteile der sichtgesteuerten Therapieverfahren**
> Die Vorteile dieser Methoden liegen zum einen in der exakten Lokalisierung. Andererseits ist es möglich, die Therapien ambulant durchzuführen, da sie lediglich eine lokale Betäubung erfordern. Dies ist insbesondere auch bei älteren Patienten von großem Vorteil. Die Gefahr einer Narbenbildung besteht nicht.

Massage

Massagen wirken durch gezielte Druck- und Dehnreize auf Haut, Unterhaut, Bindegewebe und Muskulatur. Durch mechanische Lockerung einerseits und reflexbedingte Wirkungen andererseits werden die Muskulatur entspannt und die Durchblutung gefördert. Effekte der Massage sind:

- Die Muskelspannung wird vermindert.
- Einsetzende Reflexe haben positive Auswirkungen.
- Wichtige Botenstoffe des Nervensystems werden freigesetzt.
- Die Durchblutung wird gefördert.
- Schmerzverursachende Substanzen werden besser abtransportiert.
- Das Bindegewebe wird gedehnt.

Massagen sind sehr wohltuend und haben eindeutig eine Berechtigung als therapeutische Maßnahme. Zu Unrecht ist die Massage als Therapie-

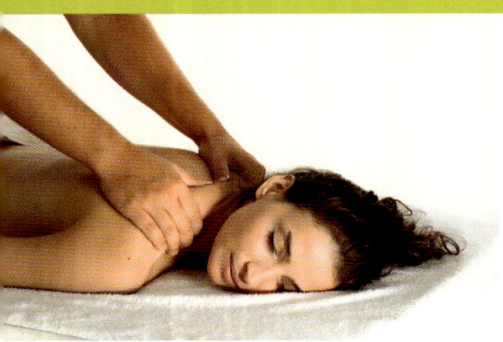

form in den letzten Jahren in Verruf geraten – in erster Linie durch den Druck der Kostenträger.

Trotzdem gehört sie zu den rein passiven Verfahren. Deswegen sollten Sie Massagen immer mit aktiven Maßnahmen kombinieren. Denn die verspannten Muskelgruppen, die auf den ersten Blick die Beschwerden auslösen, sind nicht wirklich die Ursache des Problems. Sie sind vielmehr die Folge eines wie auch immer gearteten Grundproblems. Diesem müssen Sie auf die Spur kommen.

Krankengymnastik

Muskuläre Ungleichgewichte sind Bestandteil nahezu jedes Rückenproblems. Die weitverbreitete Meinung, krankengymnastische Maßnahmen sollten bei einem akuten Rückenproblem erst nach Abklingen der Schmerzen begonnen werden, ist sicherlich so nicht richtig. Gerade frühzeitige Krankengymnastik unterstützt im akuten Schmerzstadium den Heilungsprozess. Sie verbessert die Koordination, löst Verspannungen und stabilisiert.

In weiteren Schritten wird das Körperbewusstsein geschult, die Körperhaltung verbessert und diese funktionell stabilisiert. Gleichzeitig trägt die Krankengymnastik auch zur psychischen Stabilisation bei, indem das Körpergefühl geschult wird und die wieder zunehmende persönliche Leistungsfähigkeit unmittelbar erlebt wird. Achten Sie darauf, dass Ihr Arzt und Ihr Physiotherapeut in engem Kontakt stehen, denn nur so wird ein optimaler Therapieablauf gewährleistet.

Medizinische Trainingstherapie

Bei Rückenbeschwerden sollte so früh wie möglich mit einem aufbauenden körperlichen Training der Muskulatur begonnen werden, die die Wirbelsäule stabilisiert. Bei der Medizinischen Trainingstherapie (MTT) handelt es sich um spezielle Trainingsprogramme an Geräten ähnlich den Geräten in Fitnessstudios. Für jeden Patienten werden geeignete Trainingskonzepte entwickelt, die ein optimales individuelles Training ermöglichen.

Bei den meisten Menschen mit Rückenbeschwerden ist das funktionelle Niveau der Muskulatur recht niedrig. Um die Leistungsfähigkeit kontinuierlich zu verbessern, müssen beständig neue Belastungsreize gesetzt werden. Daher reicht ein einmaliges Training pro Woche nicht aus: Zwei bis drei Trainingseinheiten wöchentlich sind nötig. Weil die Medizinische Trainingstherapie sehr effektiv ist, stellen sich die ersten Erfolge meist schon nach recht kurzer Zeit ein: Das persönliche Kraftniveau steigt, und durch die Stabilisation der Wirbelsäule lassen die Schmerzen deutlich nach.

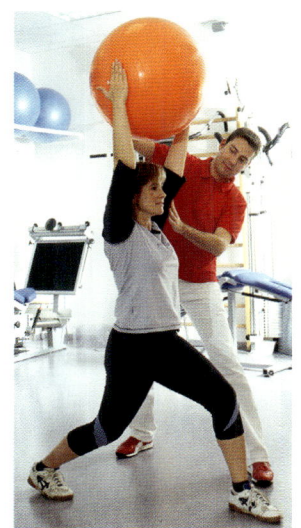

Eine besondere Form der Medizinischen Trainingstherapie stellt das Training nach dem **FPZ-Konzept** dar. Die besondere Effektivität dieses Trainingskonzeptes basiert auf der gründlichen Analyse der individuellen Situation, der wissenschaftlich fundierten Bewertung der gemessenen Faktoren und dem analysebasierten Muskelaufbautraining, bei dem insbesondere die tiefe Rückenmuskulatur berücksichtigt wird. Durch objektive Funktions-

analysen werden Verlauf und Erfolg dieses Trainingskonzepts erfasst und objektiviert. Eine Funktionsanalyse im Rahmen des FPZ-Konzeptes erfasst:
- Die Beweglichkeit der einzelnen Wirbelsäulenabschnitte,
- die Messung der isometrischen Maximalkraft der einzelnen Muskelgruppen,
- die Messung der Kraftverhältnisse der einzelnen Muskelgruppen,
- die Messung der statischen und dynamischen Muskelleistungsfähigkeit.

Manuelle Therapie

Die manuelle Therapie ist ein diagnostisches und therapeutisches Verfahren, das auf der genauen Kenntnis von Anatomie, Biomechanik und Nervensystem beruht. Ziel ist es, den normalen Bewegungsspielraum von Gelenken wiederherzustellen. Das heißt, vorübergehende Bewegungsstörungen im Bereich der Wirbelsäule und auch der übrigen Gelenke unseres Körpers werden behandelt. Häufig ist bei diesen Behandlungen ein „Knacken" zu hören. Darauf basiert der Trugschluss, dass es sich bei der Ursache um „mechanische Verrenkungen" oder „herausgesprungene Wirbel" handelt.

Bei dieser Methode ist besonders wichtig, dass der Therapeut die Grenzen und die Gegenanzeigen der Methode kennt und respektiert. Bestandteil der manuellen Therapien sind sogenannte „Mobilisationstechniken mit Impuls". Das heißt, dass die Beweglichkeit durch Manipulationen wiederhergestellt wird, die einen kurzen Zug oder Stoß beinhalten. Diese klassischen Manipulationen sind keine ungefährliche Therapieform und dürfen deshalb nur von entsprechend ausgebildeten Ärzten angewandt werden.

> **Wichtiger Hinweis**
> Manualtherapeutische Maßnahmen dürfen nur so eingesetzt werden, dass sie keine Schmerzen verursachen.

Die Grundlage jeder Manipulation ist eine exakte Diagnose inklusive Röntgenbild. Manipulationen sollten nicht bei fortgeschrittenen Osteoporosen oder nach einem Unfall angewandt werden.

Osteopathie

Die Osteopathie ist der manuellen Therapie historisch und vom Wesen her verwandt. Grundlage der Osteopathie ist das Wissen um die Wechselwirkung zwischen Struktur und Funktion, denn eine intakte Struktur ist lebenswichtig für ein einwandfreies Funktionieren unseres Körpers. Umgekehrt ist ein einwandfreies Funktionieren ebenfalls lebenswichtig für den Erhalt der Struktur. Zwischen sämtlichen Systemen des menschlichen Körpers bestehen Wechselwirkungen.

Ziel der Osteopathie ist es, gestörte Bewegungsfunktionen zu regenerieren und so wieder intakte Wechselbeziehungen herzustellen – ähnlich einem einwandfrei funktionierenden Uhrwerk. Basis sind neben dem Grundsatz der Wechselwirkung zwischen Funktion und Struktur drei weitere Grundsätze:

- Alle Teile des menschlichen Organismus bilden eine Einheit und beeinflussen sich gegenseitig.
- Der Körper besitzt die Fähigkeit zur Selbstregulierung und Selbstheilung. Eine Behandlung kann dazu den Impuls geben.
- Die Beweglichkeit aller Organe ist von entscheidender Bedeutung für ihre störungsfreie Funktion.

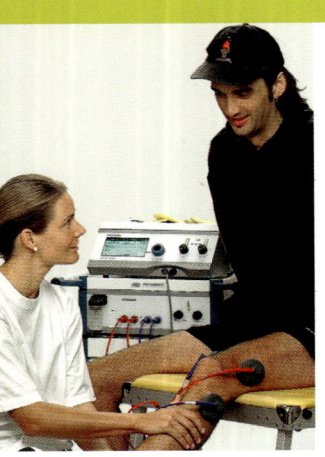

Elektrotherapie

Auch wenn ein elektrischer Schlag unangenehm ist, kann Strom dennoch heilsam sein. Bei der Elektrotherapie werden Ströme unterschiedlicher Art und Frequenz verwendet. Sie dienen in erster Linie zur Schmerzlinderung und Muskelentspannung. Der Strom wird dabei entweder über Elektroden auf der Haut oder durch das Wasser in einem Vollbad zugeführt. In spezieller Form verbindet das Stangerbad die Wirkung eines Vollbades mit der Elektrotherapie: Hoch frequente Ströme wie Kurz- oder Mikrowellen sind über ihren erwärmenden Effekt schmerzstillend.

Bei der Elektrotherapie wird die Schmerzempfindung durch die Stromreize überlagert, die Weiterleitung von Schmerzinformation wird gehemmt. Zusätzlich wird die Bildung von Endorphinen gefördert. Endorphine sind körpereigene Stoffe, die große Ähnlichkeit mit Morphin besitzen und zur Schmerzlinderung beitragen.

Der Vorteil der Elektrotherapie ist, dass sie praktisch frei von Nebenwirkungen und nahezu risikolos ist. Eine Kontraindikation zur Anwendung der Elektrotherapie besteht bei Patienten mit Herzschrittmachern. Außerdem sollte diese Therapie bei akuten Entzündungsprozessen oder Verletzungen am Schmerzort nicht eingesetzt werden.

Eine besondere Form der Stromanwendung ist die **TENS-Behandlung** (Transkutane Elektrische Nervenstimulation). Der Stimulator ist ein kleines batteriegetriebenes Gerät – ähnlich einem Kassettenrekorder –, das der Patient mit sich herumtragen kann. Auf diese Weise ist die Anwendung der schmerzstillenden Stromform über einen längeren Zeitraum oder mehrfach pro Tag möglich.

Bewährt hat sich die TENS-Behandlung vor allem bei folgenden Erkrankungen und Beschwerden:
- Lang andauernden chronischen Rückenschmerzen,
- Muskel- und Skelettschmerzen,
- verletzungsbedingten Schmerzzuständen,
- Nervenschmerzen,
- Durchblutungsstörungen,
- Schmerzen bei Krebserkrankungen.

TENS kann problemlos in Eigenbehandlung durchgeführt werden. Nach entsprechender Einweisung erhalten Sie leihweise ein Gerät; Stromstärke und Anwendungsform können während der Behandlung den individuellen Bedürfnissen angepasst werden.

Magnetfeldtherapie

Magnetfeldtherapien sind keine neue Erscheinung in der Medizin, schon die alten Griechen und Römer setzten Magnetfelder zur Behandlung ein. In den letzten Jahren wurden sogenannte modulierte beziehungsweise gepulste Magnetfeldtherapien wieder vermehrt angewendet. Modulation bedeutet, dass die Magnetfelder variieren, zum Beispiel an- und ausgeschaltet werden oder ihre Stärke wechseln.

Wissenschaftlich nachgewiesen ist, dass modulierte Magnetfelder den Stoffwechsel im Knorpelgewebe aktivieren. Unter ihrem Einfluss konnte man im Labor beobachten, dass menschliche Knorpelzellen sich deutlich stärker teilten. Diese Ergebnisse stimmen mit den beobachteten Effekten der Magnetfeldtherapie in der Praxis überein. Modulierte Magnetfeldtherapien sind daher ein wichtiger Baustein der Therapie von Gelenk- und Wirbelsäulenerkrankungen, denn sie können die Ursachen von Schmerzen beeinflussen.

Akupunktur

Die Akupunktur ist Bestandteil der Traditionellen Chinesischen Medizin und existiert seit über 4 000 Jahren. Ihre Wirkung ist mittlerweile unbestritten.

Grundlage ist die Vorstellung, dass unser Körper von Energiebahnen, den Meridianen, durchzogen ist, in denen die Lebensenergie fließt. Krankheiten und Schmerzen entstehen, wenn dieser Energiefluss gestört ist. Durch das Einstechen von Nadeln an bestimmten Punkten der Meridiane soll sich der gestörte Energiefluss harmonisieren, und die Krankheiten können ausheilen.

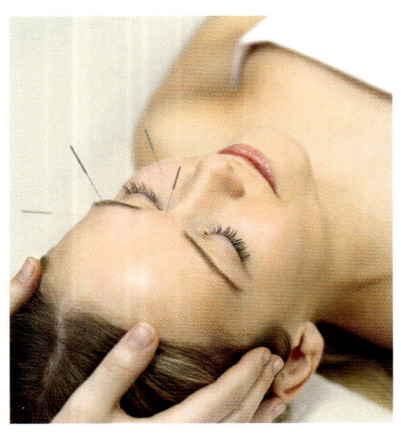

Die Akupunktur hat sich auch in der Schmerztherapie bewährt und wird in den letzten Jahren zunehmend erfolgreich eingesetzt. Bewährte Indikationen sind unter anderem Kopf- und Rückenschmerzen. Mögliche Komplikationen sind gering: Eine vorübergehende, kurzfristige Kreislaufschwäche unter der Akupunkturbehandlung tritt bei bis zu fünf Prozent aller Patienten auf und ist harmlos. Ein Infektrisiko durch die Nadeln ist bei der Verwendung steriler Einmalnadeln praktisch ausgeschlossen.

Akupunkturbehandlungen während der Schwangerschaft sollten nur von speziellen, erfahrenen Therapeuten durchgeführt werden. Bei entsprechenden Kenntnissen ist die Schwangerschaft aber kein Hindernis für eine Akupunkturbehandlung.

Fußreflexzonenmassage

Wie der Name sagt, handelt es sich um eine reflektorische, also auf Körperreflexen basierende Therapie. Zugrunde liegt die Vorstellung, dass alle Körperteile und Organe auf bestimmten Arealen der Fußsohle repräsentiert werden. Das Massieren dieser Flächen kann reflektorisch einen positiven Effekt auf die gestörte Organstruktur ausüben.

Auch die Wirbelsäule ist an der Fußsohle entsprechend repräsentiert, und gekonnt durchgeführte Fußreflexzonenmassagen können einen erheblichen schmerzstillenden Effekt haben.

Kälte- und Wärmeanwendungen

Die Entscheidung, ob zur Schmerzlinderung Kälte oder Wärme angewandt werden sollte, wird letztlich durch die Reaktion unseres Körpers beantwortet: Wie reagiert er auf Wärme, wie auf Kälte?

Prinzipiell gilt, dass bei einer akuten Entzündung Tiefenwärme die Situation eher verschlechtert. Besser ist es, einen Kältebeutel etwa alle zwei Stunden auf die schmerzende Stelle zu legen und auf die Reaktion des Körpers zu achten. Das heißt konkret, dass Sie beobachten sollten, ob Sie die Kälte als wohltuend oder unangenehm empfinden.

> **Vorsicht – nicht zu kalt!**
> Kälteanwendungen auf der nackten Haut können zu unangenehmen Erfrierungen führen. Legen Sie grundsätzlich ein dünnes Tuch unter den Kältebeutel, um die Haut zu schonen.

Klingt das akute Entzündungsstadium ab, bemerkt man, dass die Kälte unangenehm wird. Jetzt kommt das Stadium, in dem vorsichtig und einschleichend Wärme angewendet werden soll.

Kälteanwendungen

Kälte ist ein altbekanntes und bewährtes Hausmittel bei Schmerzen. Denn Kälte wirkt schmerzlindernd, indem sie betäubt. Sie wirkt sehr schnell, nimmt außerdem Einfluss auf die Muskelspannung und ist entzündungshemmend.

Physiotherapeutische Kälteanwendungen werden bei schmerzhaften Reizerscheinungen beziehungsweise akuten entzündlichen Prozessen lokal durchgeführt. Lassen Sie sich beim Ischiasschmerz im Bein nicht irritieren: Der Beinschmerz ist ein Fernschmerz, und auch in diesem Zustand gehört der Kältebeutel auf den Ort der Entstehung, in diesem Fall die Lendenwirbelsäule.

Es gibt zahlreiche Möglichkeiten der Kälteanwendung – beispielsweise Eiseinreibung oder Eispackung, Kältepackung mit Kühlgelbeuteln und maschinelle Kälteanwendungen durch tiefgekühlte Luft oder Stickstoff. Eine besondere Anwendungsform ist die Kältekammer, die insbesondere angewandt werden kann bei:

- Chronischen Schmerzzuständen,
- Wirbelsäulensyndrom,
- weichteilrheumatischen Erkrankungen,
- chronischen Kopfschmerzen und
- nach Gelenk- und Wirbelsäulenoperationen,

Kälteanwendungen dürfen nicht zum Einsatz kommen bei:

- Arteriellen Durchblutungsstörungen,
- Stoffwechselstörungen im Gewebe,
- Kälteallergien,
- Empfindungsstörungen an der betroffenen Stelle.

Wärmeanwendungen

Auch Wärmeanwendungen haben sich in der Schmerztherapie bewährt. Örtlich kann das durch Rotlichtbestrahlungen, Fango und Paraffin- oder Wärmepackungen mit Heublumen, Leinsamen, Kirschkernen oder Kartoffelsäcken erfolgen. Gute Wärmeanwendungen für den ganzen Körper sind Saunagänge oder Vollbäder. Durch den Wärmereiz werden Durchblutung und Stoffwechsel gefördert und schmerzverursachende Substanzen verstärkt abtransportiert. Die Schmerzschwelle

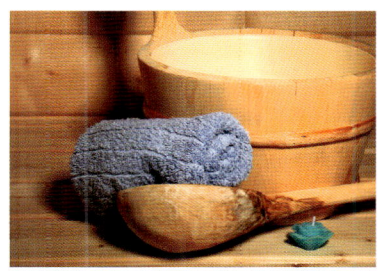

ändert sich, dadurch können insbesondere Verspannungsschmerzen gelindert werden.
Vorsicht: Bei lymphatischen Stauungen, akuten Entzündungsprozessen und bösartigen Erkrankungen sollten Wärmebehandlungen nicht durchgeführt werden.

Hypnose

Die Wirksamkeit hypnotischer Verfahren bei Schmerzen wurde für verschiedene Erkrankungen nachgewiesen. Die Hypnose zur Kontrolle von Schmerzen ist schon recht alt. Dabei wird nicht nur das Symptom Schmerz behandelt, sondern man zielt auf die Faktoren, die den Schmerz aufrechterhalten.

Es gibt verschiedene Strategien, mit denen die Wahrnehmung der Schmerzen verändert werden kann, sodass man weniger unter ihnen leidet. Beispielsweise werden Erinnerungen oder Bilder und Einstellungen bewusst gemacht, die sich nicht mit der Empfindung von

Schmerz vereinbaren lassen, oder man versucht, das Schmerzerleben zu verändern.

Medikamentöse Therapien

Der Griff zu Tabletten ist eine häufig praktizierte Vorgehensweise bei Rückenschmerzen. Dagegen ist prinzipiell nichts einzuwenden, sofern die Selbstmedikation verantwortungsbewusst durchgeführt wird. Genaue Hinweise dazu bekommen Sie im Kapitel „Hilfreich, aber kein Allheilmittel: Medikamente gegen den Schmerz".

Häufige Nebenwirkungen auch von rezeptfreien Schmerzmitteln sind Magenbeschwerden; die Medikamente müssen dann abgesetzt werden.

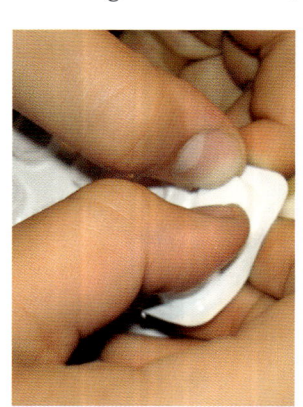

Seltener, aber schwerwiegender sind Blutungen im Magen-Darm-Trakt, die sich beispielsweise durch dunklen bis schwarzen Stuhl äußern, Wassereinlagerungen (geschwollene Knöchel und Gewichtszunahme) oder Unverträglichkeitsreaktionen in Form von rotfleckigen Hautveränderungen und/oder Juckreiz.

Besser, als sich selbst mit Medikamenten zu versorgen, ist es, sich ein passendes Therapieschema vom Arzt zusammenstellen zu lassen. Sie umfasst nicht nur Medikamente, sondern auch andere therapeutische Maßnahmen. Bei einem solchen Behandlungsschema wird eine individuelle Dosierung festgelegt und die Medikamentengabe erfolgt nach einem festen Zeitschema. Der Schmerz wird durch ausreichende Medikation vorbeugend bekämpft, bevor er wieder auftreten kann. Das bewirkt eine lang anhaltende und gleich-

mäßige Schmerzlinderung. Meist werden verschiedene Schmerzmittel kombiniert, die sich in ihrer Wirkweise ergänzen. Häufig verwendete Medikamentengruppen sind:
- Nicht steroidale Antirheumatika (NSAR),
- Muskelrelaxanzien,
- Corticosteroide,
- Opioide.

Antidepressiva
Chronische Rückenschmerzen gehen häufig mit zusätzlichen depressiven Störungen einher. Je nachdem, wie sich eine solche Depression zeigt, wird Ihr Arzt Ihnen Antidepressiva verordnen.

Nicht steroidale Antirheumatika (NSAR)
Die Bezeichnung dieser Substanzgruppe beruht auf der Tatsache, dass es sich zwar um wirksame entzündungshemmende Präparate handelt, die jedoch nicht aus dem Kreis der Corticosteroide stammen. Sie sind besonders bewährt, da sie entzündungs- und gleichzeitig schmerzhemmend wirken.

Häufigste Begleiterscheinungen sind Beschwerden im Magen-Darm-Trakt, die in seltenen Fällen auch zu Magen-Darm-Blutungen führen können. Seltener kommt es zu allergischen Reaktionen, die Symptome reichen vom Juckreiz über rotfleckige Hautveränderungen bis hin zu Asthmaanfällen. Da diese Medikamente über die Leber beziehungsweise die Nieren ausgeschieden werden, sollten Patienten mit Leber- und Nierenerkrankungen diese Präparate nicht einnehmen. Auch wer in der Vorgeschichte bereits ein Magengeschwür hatte, sollte auf diese Substanzgruppe verzichten.

Muskelrelaxanzien

Muskelrelaxanzien bewirken eine vorübergehende Entspannung der Muskulatur (lateinisch *relaxare*: lockern). Da Rückenschmerzen häufig auch mit schmerzhaften Muskelverspannungen einhergehen, können diese Wirkstoffe so den Schmerz lindern. Bewährt ist auch die Kombination mit NSAR, da sich beide Medikamente gegenseitig in ihrer Wirkung verstärken.

Nach einer Einnahmedauer von wenigen Wochen ist mit einem Gewöhnungseffekt zu rechnen, das heißt, die bisher wirksame Medikamentendosis hat nicht mehr den erwünschten Effekt. Zu diesem Zeitpunkt wird Ihr Arzt darüber entscheiden, ob die Dosis erhöht wird oder die Medikamente gewechselt werden sollten.

Corticosteroide

Diese Medikamentengruppe, zu denen auch das Cortison gehört, ist von einem Hormon abgeleitet, das in der menschlichen Nebennierenrinde produziert wird. Corticosteroide wirken stark entzündungshemmend und schmerzlindernd. In Tablettenform oder als Infusion werden sie eher selten eingesetzt. Besser wirken sie, wenn sie bei einer gezielten Spritzentherapie mit örtlichen Betäubungsmitteln kombiniert werden. Die hierbei verwendeten Mengen sind gering und die Medikamente werden nur kurzfristig angewendet, sodass die typischen Nebenwirkungen in der Regel nicht zu befürchten sind.

Die gefürchteten Nebenwirkungen der Cortisontherapie – wie Gewichtszunahme, Störungen des Blutzuckerstoffwechsels, Bluthochdruck, Osteoporose oder eine Beeinflussung des Immunsystems – sind Nebenwirkungen, die bei höher dosierten Langzeitbehandlungen auftreten.

Opioide

Kommt es unter Anwendung dieser Präparate nicht zu befriedigenden Ergebnissen, können Medikamente aus der Gruppe der Opioide angewandt werden. Sie haben einen prinzipiell anderen Wirkmechanismus, denn sie beeinflussen direkt das Schmerzzentrum im Gehirn.

Da die Anwendung dieser Präparate zu einer Medikamentenabhängigkeit führen kann, sollten sie nur bei schwersten Schmerzzuständen und nur für kurze Zeiträume eingenommen werden.

Infiltrationstherapien

Der Arzt kann die Schmerzaufnahme in Nerven und Nervenwurzeln vorübergehend unterbrechen, indem er örtliche Betäubungsmittel spritzt (infiltriert). Durch die gezielte Unterbrechung der Reizleitung lässt der Schmerz nach. Zusätzlich kommt es zu einer Unterbrechung von Reflexbögen – dadurch wird die Durchblutung verbessert und die Muskelspannung lässt nach. Eine solche frühzeitige Unterbrechung der Schmerzleitung ist nach heutigem Kenntnisstand eine effiziente Maßnahme, um die Ausbildung von Schmerzgedächtniszellen und damit einen chronischen Schmerz zu verhindern.

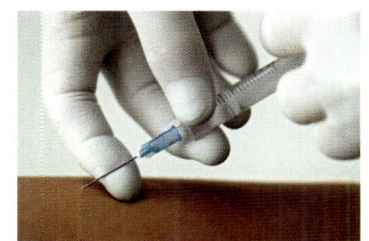

Die Infiltrationstherapie stellt in der Hand des geübten Arztes eine sehr wirksame und sichere Behandlungsmethode dar, bei der die üblichen Nebenwirkungen medikamentöser Therapien vermieden werden. Selbst in chronischen Fällen können die entsprechenden Wirkstoffe angewendet werden: Bewährt hat sich zum Beispiel das Implantieren von Pumpensystemen, die eine dauerhafte und genaue Dosierung ermöglichen.

Operative Therapien

Grundsätzlich ist bei Rückenbeschwerden zunächst ein nicht operatives (konservatives) Vorgehen angezeigt. Operative Verfahren werden erst diskutiert, wenn konsequent durchgeführte konservative Therapiekonzepte ohne Erfolg bleiben oder fortschreitende Lähmungserscheinungen auftreten. Ein rascher operativer Eingriff ist allerdings erforderlich, wenn Blasen- und Mastdarmstörungen vorliegen.

Wird ein operativer Eingriff an der Wirbelsäule erwogen, dürfen keine diagnostischen Zweifel bestehen. Das heißt, das Schmerzbild und die Ergebnisse aller Untersuchungen müssen eindeutig zueinander passen. Am häufigsten ist die Bandscheibenoperation.

Bandscheibenoperation

Ihr Arzt wird eine Bandscheibenoperation in Betracht ziehen, wenn sich bei einem Bandscheibenschaden Ihre Schmerzen trotz intensiver konservativer Therapiemaßnahmen nicht bessern beziehungsweise wenn deutliche oder fortschreitende Lähmungen vorliegen. Bei Blasen- und Mastdarmstörungen muss in der Regel auf jeden Fall operiert werden.

Bei Bandscheibenoperationen muss jedoch einiges bedacht werden: Prinzipiell wird nämlich mit der Bandscheibenoperation das zugrunde liegende Problem nicht endgültig gelöst. Die Bandscheibenoperation nimmt dem Eisberg nur die Spitze – aber auch dies kann in gewissen Situationen sinnvoll beziehungsweise erforderlich sein.

Der Bandscheibenvorfall, also der herausquellende Gallertkern des Bandscheibenzentrums, stellt ein Endstadium einer Bandscheibenerkrankung dar. Das heißt, das zugrunde liegende Problem ist die Erkrankung der Bandscheibe beziehungsweise des Bewegungssegments. Der Bandscheibenvorfall selbst ist häufig nur der Tropfen, der das Fass zum Überlaufen bringt und dann die akute Symptomatik auslöst.

Ein weiterer Grund, zunächst von einer Operation abzusehen, ist die Erfahrung, dass zwischen zehn und 20 Prozent aller bandscheibenoperierten Patienten mit dem Ergebnis nicht zufrieden sind. Sie haben die gleichen, zum Teil sogar mehr Beschwerden als vor der Operation. Dies liegt nicht, wie viele Patienten glauben, an einer misslungenen oder falsch durchgeführten Bandscheibenoperation, sondern an der Tatsache, dass das Grundleiden – der Verschleiß der Bandscheibe – mit der Operation nicht zu beseitigen ist.

In Deutschland stellen zehn bis 20 Prozent aller bandscheibenoperierten Patienten Rentenanträge. Nach Zweit- oder Mehrfacheingriffen ist der Anteil sogar doppelt so hoch.

Ursachen für Beschwerden nach der OP:
- Unzureichende Entfernung des Bandscheibenvorfalls,
- erneuter Vorfall im gleichen oder einem anderen Segment,
- bakterielle Bandscheibenentzündung,
- Schmerzen infolge narbiger Verwachsungen,
- Instabilität im Bewegungssegment,
- chronifizierte Schmerzen.

Offene Bandscheibenoperation

Bei der „klassischen" offenen Bandscheibenoperation wird das betroffene Segment über einen sieben bis zehn Zentimeter langen Schnitt freigelegt. Teile des Wirbelbogens werden entfernt, um mit den Instrumenten in den Wirbelkanal zu gelangen und den vorgefallenen Anteil des Bandscheibenkerns zu entfernen.

Der Einsatz von Operationsmikroskopen hat dazu geführt, dass bei der mikroskopischen offenen Bandscheibenoperation der erforderliche Schnitt nur noch zwei bis drei Zentimeter lang ist und auch die Verletzungen von Muskeln, Bändern und Wirbelbogen wesentlich geringer sind. Beide Verfahren sind prinzipiell sogenannte offene Operationstechniken.

Endoskopische Bandscheibenoperation

In den letzten Jahren wurde eine Reihe von Operationstechniken entwickelt, bei denen ein Endoskop verwendet wird – das ist ein schlauchförmiges Instrument, mit dem man das Innere des Körpers untersuchen kann. Über das Endoskop können beispielsweise Absaugvorrichtungen oder kleinste chirurgische Instrumente eingeführt und angewendet werden.

Bei endoskopischer Operationstechnik ist nur noch ein sehr kleiner Hautschnitt notwendig und auch der gesamte operative Zugangsweg wird minimiert. Neben den medizinischen Vorteilen hat das auch noch einen ästhetischen Vorteil: Es entsteht praktisch keine Narbe. Nach einer endoskopischen Operation sind Sie früher wieder mobil und können Ihre Alltagstätigkeiten wieder aufnehmen. Die Komplikationsrate ist äußerst gering.

Bei unvorhersehbaren Schwierigkeiten kann jederzeit zu einer offenen, nicht endoskopischen Operationstechnik gewechselt werden. Wenn Sie unter Darm- oder Blasenstörungen leiden oder wenn der Bandscheibenvorfall sehr ausgedehnt ist, wird von diesen Techniken jedoch abgeraten.

Vorteile endoskopischer Operationstechniken:
- Sehr kleiner Hautschnitt,
- gute und sichere Übersicht über das Operationsgebiet,
- schnellere Wundheilung,
- wenig Komplikationen,
- schnellere Rehabilitation, frühe Wiederaufnahme des Alltagslebens,
- geringe Wahrscheinlichkeit, erneut Bandscheibenprobleme zu bekommen (etwa 20 Prozent),
- problemlose Wiederholung des Eingriffs bei neuem Bandscheibenvorfall möglich.

Versteifungsoperation

Die operative Versteifung eines Bewegungssegments bezeichnet man als Fusion. Dabei werden Stahl- oder Titanschrauben in die Wirbelkörper eingesetzt, die durch Metallplatten oder Stäbe miteinander verbunden werden. Nach einer Zeit verknöchert der Zwischenraum zwischen den Wirbeln, die nun fest miteinander verbunden sind. Nach der Verknöcherung können die Implantate entfernt werden.

Durchgeführt wird die Versteifungsoperation bei Instabilitäten. Nur bei der Halswirbelsäule besteht ein Sonderfall: Hier wird die Fusion bereits im Rahmen der Bandscheibenoperation durchgeführt. Die besten Behandlungsergebnisse werden erzielt, wenn sowohl Wirbelgelenk als auch Wirbelkörper versteift werden.

Therapie der Osteoporose

Genau wie bei anderen Rückenproblemen besteht die Therapie der Osteoporose aus verschiedenen Bausteinen. Allerdings liegt der Schwerpunkt hier etwas anders. Die Therapiebausteine sind
- regelmäßige Bewegung,
- Ernährung mit viel Kalzium und Vitamin D,
- effektive Medikamente.

Ausreichende Bewegung und regelmäßiges Körpertraining bewirken, dass die Knochenmasse sich vermehrt und die Knochen stabiler werden.

Wichtig ist eine kalziumreiche Ernährung, denn dieses Mineral ist für den Knochenaufbau außerordentlich wichtig. Anzustreben ist eine tägliche Kalziummenge von 1 000 bis 1 500 Milligramm, die häufig auch mit einer ausgewogenen Ernährung nicht erreicht wird. In diesen Fällen sollten Kalziumpräparate zusätzlich eingenommen werden.

Damit das Kalzium aus dem Darm aufgenommen und in der Blutbahn transportiert werden kann, braucht der Körper außerdem eine ausreichende Menge an Vitamin D. Zusätzlich wird UV-Licht benötigt, um die Vorstufen dieses Vitamins in die aktive Form umzuwandeln. Gehen Sie täglich etwa 30 Minuten an der frischen Luft spazieren – das reicht vollkommen aus.

An Medikamenten werden Hormone, Fluoride und sogenannte Biphosphonate eingesetzt. Hormone wie Östrogene und Gestagene bremsen einen beschleunigten Knochenumsatz. Fluoridhaltige Medikamente stimulieren die knochenaufbauenden Zellen, Bisphosphonate hingegen hemmen die Zellen, die für den Knochenabbau verantwortlich sind. Je nach Stadium und Art der Osteoporose können diese Medikamente miteinander kombiniert werden.

Die besten Maßnahmen zur Selbsthilfe

Unser „normales" Alltagsleben birgt zahlreiche Gefahren für unsere Wirbelsäule. Rückenschmerzen bedeuten: Das Fass ist übergelaufen. Häufig kennen wir den Tropfen, der es zum Überlaufen gebracht hat – suchen müssen wir jedoch nach den zahlreichen Zuflüssen, die dafür gesorgt haben, dass das Fass randvoll wurde. „Verschleiß" oder „Alter" bedeuten nicht, zum Rückenschmerz verurteilt zu sein. Erst im Zusammenhang mit vielen anderen Faktoren kommt es zu Beschwerden. Rückenschmerz bedarf daher einer ganzheitlichen Therapie, deren Ziel es ist, möglichst viele dieser Faktoren zu erkennen und zu beeinflussen.

Wir zeigen Ihnen in den folgenden Kapiteln, wie viele dieser entscheidenden Faktoren durch Sie selbst nachhaltig beeinflusst werden können. So werden Sie für die eigene Wirbelsäule, den eigenen Körper sensibilisiert und erkennen die vielen Möglichkeiten, die sich Ihnen zur Selbsthilfe bieten. Ein rückenbewusstes Leben, das in den verschiedenen Alltagssituationen greift, kann Rückenprobleme verhindern, bereits aufgetretene Rückenschmerzen lindern und Rückfälle vermeiden helfen. Fördern Sie beispielsweise mit drei Grundfragen Ihr entsprechendes Bewusstsein:
- Wie stehe ich?
- Wie sitze ich?
- Wie bewege ich mich?

Rufen Sie sich diese Fragen immer wieder ins Gedächtnis und ändern Sie Ihre Verhaltensweisen entsprechend.

Ein modernes Verhaltenskonzept für den Umgang mit der Wirbelsäule beziehungsweise mit Rückenschmerzen kennt nur wenige absolute

Verbote. Das heißt, Sie müssen im Grunde genommen kaum auf etwas verzichten, was Spaß macht oder für den Alltag unabdingbar ist.

Gelingt es, die Sprache der Wirbelsäule zu verstehen, in den eigenen Körper hineinzuhören und die schmerzauslösenden Mechanismen zu erkennen, weiß man: Diese Art der Belastung oder das Ausmaß der Belastung war jetzt zu viel. Die Konsequenz ist: Viele Dinge müssen nicht unterlassen, sondern nur anders gemacht werden.

Was Sie können und dürfen, hängt von zahlreichen Faktoren ab, vor allem auch von Ihrem persönlichen Trainingszustand. So sollten Sie, wenn Sie ein schlecht trainierter „Schreibtischtäter" mit Bandscheibenschaden und häufig wiederkehrenden Rückenschmerzen sind,

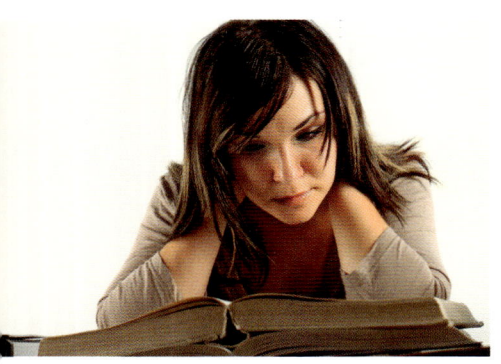

eher nicht Ski laufen. Ihr Bekannter mit den gleichen Erkrankungen, aber in gutem muskulären Trainingszustand, sollte dagegen zwar „schwarze Pisten" meiden, aber ansonsten kann er das Skilaufen und die damit verbundenen positiven Aspekte im schmerzfreien Bereich genießen.

Es versteht sich von selbst, dass nicht alle Rückenprobleme durch Selbsthilfemaßnahmen behandelt oder gelindert werden können. In den meisten Fällen ist ein Arztbesuch unumgänglich, da die Bewertung des Symptoms Rückenschmerz erst nach entsprechender diagnostischer Abklärung erfolgen kann.

> **„Rote Fahnen"**
> Bei folgenden Symptomen, sogenannten „roten Fahnen", sollten Sie den Arzt in jedem Fall aufsuchen:
> - Ihre Schmerzen werden zunehmend stärker.
> - Ihre Wirbelsäule ist in ihrer Beweglichkeit eingeschränkt und schmerzhaft.
> - Schmerzen strahlen in Gesäß oder Bein beziehungsweise Schulter und Arm aus.
> - Sie haben Empfindungsstörungen in Fingern, Füßen oder Beinen oder ein Schwächegefühl beim Greifen, Zehen- und Hackenstand.
> - Sie können Urin oder Stuhlgang nicht mehr kontrollieren. Das heißt, es kommt zu Schwierigkeiten beim Wasserlassen trotz voller Blase oder der Stuhlgang kann über den Schließmuskel nicht einwandfrei kontrolliert werden (Notfallsituation!).

Selbsthilfe bei akuten Schmerzen

Beim akuten Hexenschuss oder einer Ischiasattacke möchte man möglichst rasch wieder schmerzfrei beweglich und belastbar sein. Umso schneller und umso konsequenter Sie das Symptom Schmerz ernst nehmen und die entsprechenden Konsequenzen ziehen, desto rascher wird die Phase des akuten Schmerzes beendet sein. Wenn Sie das Symptom Schmerz dagegen missachten, wird der Rückenschmerz unter Umständen hartnäckiger, schwieriger zu behandeln und langwieriger.

Stufenbettlagerung: die optimale Entlastung

Die Liege- und Schlafposition, die die Bandscheiben und den Rücken zweifellos am meisten entlastet, ist die Stufenbettlagerung. Sie hilft auch bei den meisten akuten Schmerzzuständen ausgesprochen gut. Legen Sie sich auf den Rücken und winkeln die Beine in Hüft- und Kniegelenken um etwa 90 Grad an. Legen Sie die Unterschenkel dazu auf einen Koffer, einen Stuhl oder Decken. Horchen Sie in Ihren Rücken hinein; Sie werden erkennen, welche Position die angenehmste ist.

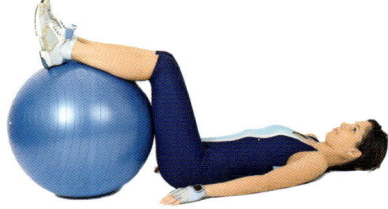

In dieser Haltung sind sowohl die Muskeln und Sehnen der Streckmuskulatur des Oberschenkels als auch die Beugemuskulatur gleichermaßen entspannt. Durch die Kippung des Beckens flacht sich die Hohlschwingung der Lendenwirbelsäule ab und der Druck im Bandscheibenraum und in den Wirbelgelenken lässt nach. Der Rücken kann sich entspannen und entkrampfen, das bewirkt in der Regel eine rasche Schmerzlinderung.

Was bewirkt das Stufenbett?
- Es verringert den Druck auf die Bandscheiben.
- Es kommt zur Erweiterung der Zwischenwirbellöcher, durch die die Nervenwurzeln austreten.
- Es entlastet die Wirbelgelenke.
- Der Wirbelkanal wird erweitert.

Wärme ist fast immer richtig
Wärme – kombiniert mit der Stufenbettlagerung oder alleine – ist in nahezu allen Phasen akuter Rückenschmerzen wohltuend und schmerzlindernd. Kommt es unter Wärmeanwendung zu zunehmenden Schmerzen, spricht dies für einen hochentzündlichen Prozess.

Probieren Sie in einer solchen Situation die Reaktion des Körpers auf örtliche Eisanwendungen aus. Wärmeanwendungen können mit den einfachsten Mitteln durchgeführt werden, zum Beispiel:

- Heizkissen,
- Wärmflasche,
- Kirschkernsäckchen,
- warmes Bad,

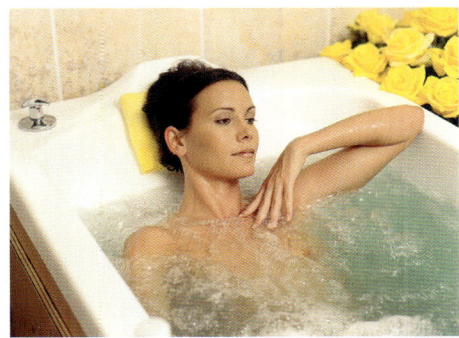

- Fangopackungen (im Backofen zu erwärmen, wiederverwendbar),
- Rotlicht.

Hilfreich, aber kein Allheilmittel: Medikamente gegen den Schmerz

Schmerzmittel können in der akuten Phase hilfreich sein, da sie einerseits den Schmerz lindern und andererseits den typischen Teufelskreis „Schmerz – Verspannungsschmerz" durchbrechen helfen. Man verwendet in aller Regel zunächst leichte bis mittelstarke Schmerzmittel mit entzündungshemmender Komponente, die in der Apotheke rezeptfrei gekauft werden können. Bewährt haben sich Substanzen wie:

- Paracetamol,
- Acetylsalicylsäure oder
- Ibuprofen.

Bei leichten Schmerzzuständen können auch rein pflanzliche Präparate genommen werden, wie beispielsweise Extrakte aus der Wurzel der Teufelskralle und Enzympräparate aus Ananas.

Schmerzmittel, Schwangerschaft und Stillzeit

Während der Schwangerschaft sollte die Einnahme von Schmerzmitteln, wenn überhaupt, nur nach Rücksprache mit dem Arzt erfolgen. Neben absoluten Verboten kann die Einnahme geringer Dosen in bestimmten Zeitphasen der Schwangerschaft erlaubt sein.

Alle hier genannten Schmerzmittel gehen bei der stillenden Mutter in die Muttermilch über. Bei kurzfristiger Einnahme geringer Mengen hat dies meist keine Auswirkung auf den Säugling, sodass ein Abstillen in aller Regel nicht erforderlich ist. Stillende Mütter sollten sich aber in jedem Fall von ihrem Arzt beraten lassen.

Die erwähnten Medikamente sind in fast allen Darreichungsformen erhältlich, also als Tabletten, Saft, Tropfen oder Zäpfchen. Letztlich sollten Sie selbst entscheiden, welche Einnahmeform für Sie die günstigste ist. Die Wirksamkeit ist fast immer die gleiche. Zäpfchen schonen, entgegen der allgemeinen Meinung, den Magen nicht in nennenswerter Weise, da es in der Regel nicht die Tablette ist, die den Magenschmerz verursacht, sondern der Wirkstoff im Körper.

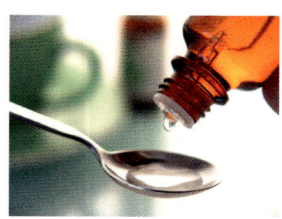

Überschreiten Sie die auf dem Beipackzettel angegebene Tageshöchstdosis nicht. Selbst verordnete Schmerzmittel sollten Sie nicht länger als eine Woche ohne Rücksprache mit Ihrem Arzt einnehmen.

Reaktionsfähigkeit beachten

Schmerzmittel können die Reaktionsfähigkeit beeinträchtigen, deshalb gilt: Vorsicht beim Führen von Kraftfahrzeugen! Unter Alkoholeinfluss kann diese Begleiterscheinung verstärkt sein.

Ist der Schmerz verflogen, so ist die Sorge um den Rücken bei den meisten Menschen wieder aus dem Sinn – bis zum nächsten Mal. Mithilfe gezielter, regelmäßig durchgeführter Übungen und mit einem rückenbewussten Verhalten könnten Sie jedoch viel dazu tun, um die Wirbelsäule zu stabilisieren. So vermeiden Sie, dass Sie erneut Schmerzmittel einnehmen müssen.

Den Teufelskreis durchbrechen mit Entspannung und Stressbewältigung

Verschiedene Entspannungsmethoden helfen, den Teufelskreis „Rückenschmerz" zu durchbrechen. Rechtzeitig erlernt, sind sie daher eine sehr gute Hilfe bei akuten Schmerzen.

Durch die meditativen Anteile des **Yoga** beispielsweise entspannen sich Körper und Geist, sodass harmonische Bewegungen und Übungen möglich werden, die ansonsten häufig nur schwer auszuführen wären. Gleichzeitig wird der Körper durch die kräftigenden Übungen trainiert. Yoga bildet eine gute Ergänzung zu einem krankengymnastischen Übungsprogramm.

Neben Yoga ist eine weitere, einfach zu erlernende Methode die **Progressive Muskelentspannung** nach Jacobson, bei der es um das bewusste Erleben von Anspannung und Entspannung geht. Vom Prinzip her werden einzelne Muskelgruppen erst angespannt und dann wieder gelockert. Mit diesen recht einfachen Mechanismen können Schmerzgeplagte zur Entspannung ihrer Muskeln beitragen.

Autogenes Training ist eine Methode der Selbstbeeinflussung. Dabei versuchen Sie, sich ausschließlich auf Ihren eigenen Körper zu konzentrieren. Wichtige Körperfunktionen können so beeinflusst werden.

Durch Selbstbeeinflussung kann eine Muskelentspannung am ganzen Körper herbeigeführt werden, die meistens als wohltuende Wärme und Schwere erlebt wird. Auch der Herzschlag, die Atmung und andere Organfunktionen können von Geübten so gesteuert werden. Selbst die Erforschung tief liegender seelischer Vorgänge ist mithilfe des Autogenen Trainings möglich. Autogenes Training lässt sich jederzeit allein und an jedem Ort durchführen. Nach etwas Übung können Sie sich sehr schnell in den gewünschten wohltuenden Entspannungszustand versetzen.

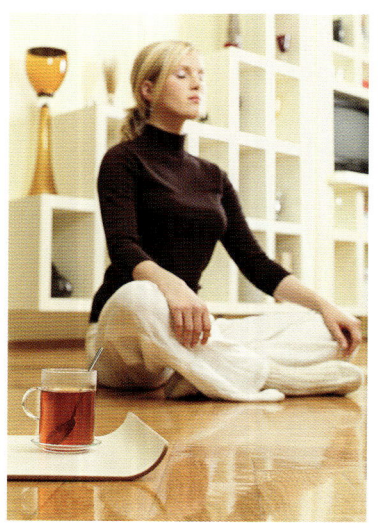

Die genannten und weitere Techniken lassen sich leicht erlernen und werden auch in Volkshochschulen und Fitnessstudios angeboten. Ihr Erfolg hängt, wie so vieles im Leben, von der Konstanz ab, Sie müssen also regelmäßig üben.

Bedenken Sie: Jeder Alltagsärger kann zusätzliche Verspannungen im Rücken auslösen. Wenn Sie Ihre ganz persönlichen Stressauslöser kennenlernen wollen, empfiehlt sich der Kauf eines Buches über Stress. Sehr rasch lernen Sie dort die Bedeutung einzelner Stresssituationen und Verhaltensweisen einzuschätzen. Darüber hinaus bekommen Sie eine Anleitung zur Selbsthilfe. Wenn Sie es schaffen, Ihre Stressfaktoren zu verringern, werden Sie sehen, wie Ihr Rückenschmerz nachlässt.

> **Entspannung in der Sauna**
> Gehen Sie in die Sauna, sofern vom Internisten keine Bedenken bestehen. Bei einem ausgiebigen Saunagang entspannen Sie die Seele und den Rücken gleichzeitig. „Ganz nebenbei" wird auch Ihr Immunsystem gestärkt.

Frühzeitig aktiv werden

Die früher häufig empfohlene strenge Schonung bei akuten Rückenschmerzen – „bei Rückenschmerzen sofort ins Bett legen und möglichst wenig bewegen" – gilt nur noch sehr eingeschränkt. Allenfalls in der Phase des akuten Schmerzes, in der jede Bewegung schmerzhaft ist und den Schmerz verschlimmert, ist Bettruhe angezeigt. In allen anderen Fällen heißt es, frühzeitig aktiv werden.

Dieses sind Erkenntnisse der modernen Rehabilitation, nicht zuletzt auch aus dem Leistungssport. Denn Bettruhe, die ein bis zwei Tage überschreitet, birgt viele Nachteile: Innerhalb kürzester Zeit erschlaffen die Muskeln, funktionelle Ungleichgewichte werden verstärkt, man entwickelt ein Steifigkeitsgefühl, die körperliche Fitness schwindet, die Stimmung sinkt auf einen Tiefpunkt.

Allgemeine Maßnahmen zur Entlastung der Wirbelsäule

Wer seine Rücken- und Rumpfmuskulatur in gutem Trainingszustand hält und damit die Wirbelsäule stabilisiert, kann der Zivilisationskrankheit Rückenschmerz erfolgreich entgegensteuern. Eine positive Lebenseinstellung, allgemeine Bewegung und Sport, gesunde Ernährung

110 ||| Die besten Maßnahmen zur Selbsthilfe

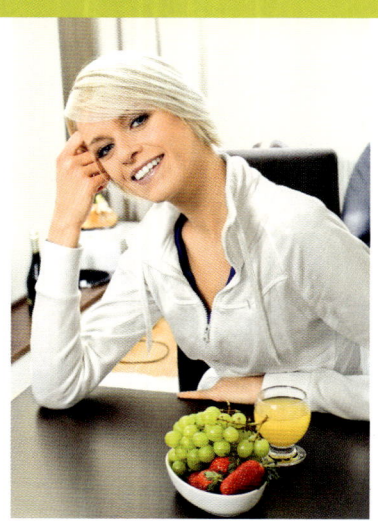

und ausreichende Entspannung können mehr bewirken als jedes Schmerzmittel!

Die Wirbelsäule beziehungsweise die Bandscheiben können sich nur bei Bewegung, das heißt, einem Wechsel von Be- und Entlastung, normal ernähren. Daher sollten Sie Ihr Leben grundsätzlich so einrichten, dass Sie in Haushalt, Beruf und Freizeit wo immer möglich auf diesen Belastungswechsel achten. Akzeptieren Sie die facettenreichen Lebensumstände, die unsere Wirbelsäule fordert, um ein Leben lang schmerzfrei zu funktionieren. Leben Sie Ihr Leben rückenfreundlich.

Beachten Sie die folgenden Hinweise, um einem späteren Rückenproblem vorzubeugen oder ein bereits bestehendes Problem zu lösen und weitere Schmerzen zu vermeiden:

Stehen Sie aufrecht! Das ist übrigens gar nicht so einfach, wie es sich zunächst anhört, und wird von den meisten Menschen auch nicht umgesetzt. Stellen Sie für den aufrechten Stand die ganze Fußsohle am Boden ab und verteilen Sie Ihr Körpergewicht gleichmäßig auf beide Fußsohlen. Drücken Sie Ihre Knie nicht durch, sondern halten Sie sie ganz leicht gebeugt. Das Becken wird leicht nach vorn gekippt und der Brustkorb leicht angehoben. Strecken Sie die Halswirbelsäule und lassen Sie Ihre Schultern nicht hängen, halten Sie sie in mittlerer entspannter Position.

Gehen Sie aufrecht! Rückengerechtes Gehen basiert auf einem aufrechten Stand. Die Vorstellung, einen Gegenstand auf dem Kopf zu balan-

Allgemeine Maßnahmen zur Entlastung der Wirbelsäule

cieren – zum Beispiel einen Bierdeckel – unterstützt die korrekte Haltung. Gedämpfte Sohlen und flache beziehungsweise nur mäßige Absätze entlasten die Wirbelsäule. Übrigens: Ein aufrechter Gang signalisiert Selbstvertrauen …

Sorgen Sie für optimale Sitzverhältnisse – aber glauben Sie nicht, mit einem optimalen Stuhl sei das Sitzen eine Wohltat für die Wirbelsäule! Wer aktiv stabilisiert sitzt, verteilt die Belastung auf Muskulatur und Bandscheibe und entlastet letztere. Hilfreiche Tipps dazu finden Sie im Kapitel „Richtig sitzen".

Betten Sie sich richtig! Da wir einen Großteil unseres Lebens schlafend verbringen, muss die Wirbelsäule auch im Schlaf optimal versorgt sein. Im Liegen darf sie nicht abknicken, sie muss sich auch im Schlaf gerade ausrichten können. Matratze und Lattenrost dürfen daher auf keinen Fall zu weich sein. Die beste Matratze nützt nichts, wenn das Lattenrost nicht passt. Wer bevorzugt auf der Seite schläft, kann beispielsweise mit einem kleinen Kissen in der Taille verhindern, dass die Lendenwirbelsäule zu stark abknickt und fehlbelastet wird. Ein Kissen zwischen den Knien verhindert unnötige Scherkräfte in der unteren Lendenwirbelsäule. Ungünstig ist übrigens auch die Bauchlage, in der Lenden- und Halswirbelsäule unnötig belastet werden. Diese kleinen Regeln werden Ihnen helfen, morgens um einiges leichter aus den Federn zu kommen – sofern Sie ausgeschlafen sind.

Achten Sie auf schonende Bewegungsabläufe beim Bücken, Heben und Tragen! Tragen Sie schwere Gegenstände nicht allein oder teilen Sie sie auf. Heben und tragen Sie immer möglichst körpernah, und achten Sie darauf, dass Sie die Lasten auf beide Schultern beziehungsweise beide Arme verteilen. Heben Sie keine Last mit gestreckten Beinen und gekrümmtem Rücken vom Boden auf, sondern bringen Sie die Füße möglichst nahe an die Last und gehen zum Anheben in die Hocke. Heben Sie aus den Knien heraus an und gehen auch zum Absetzen in die Hocke. Wichtig ist, dass Sie beim Lastentragen nicht noch zusätzlich den Rumpf drehen oder abwinkeln, um Scherkräfte an den Bandscheiben zu vermeiden.

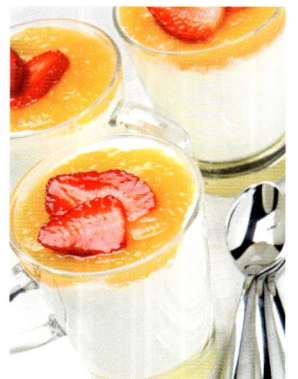

Machen Sie Rückengymnastik und sportliche Betätigung zu einem festen Bestandteil Ihres Lebens! Sie putzen sich ja auch täglich die Zähne. Rückenfreundliche Sportarten finden Sie im Kapitel „Richtig Sport treiben".

Ernähren Sie sich gesund und ausgewogen und vermeiden Sie Übergewicht! Nahrungsmittel wie Milchprodukte, Obst und Gemüse, die reich an Kalzium und Vitamin D sind, halten Ihre Knochen und damit auch Ihre Wirbelsäule in Schuss. Genauso wichtig ist das Körpergewicht, denn je mehr Sie wiegen, desto mehr muss Ihre Wirbelsäule tragen.

Meiden Sie die Auslöser akuter Wirbelsäulenschmerzen! Grundsätzlich sollten Sie starre Haltungen und einseitige Belastungen vermeiden. Beim Sitzen, Handarbeiten, Fernsehen und Autofahren legen Sie häufiger eine Pause ein. Die folgenden Hinweise beziehen sich auf die häufigsten Schmerzauslöser:

- Vermeiden Sie abrupte Drehungen des Kopfes oder des Rumpfes, drehen Sie den ganzen Körper.
- Vermeiden Sie Zugluft.
- Sorgen Sie rasch für ein neues Hemd, wenn Sie verschwitzt sind.

- Verwenden Sie im Bett ein kleines Kopfkissen, vermeiden Sie die reine Bauchlage.
- Stellen Sie Ihren Lenker beim Radfahren möglichst hoch.
- Arbeiten Sie nicht über Kopf, benutzen Sie besser eine Leiter.
- Setzen Sie sich im Theater oder im Kino nicht in die erste Reihe, sondern suchen Sie sich einen Platz weiter hinten.
- Waschen Sie sich Ihre Haare unter der Dusche und nicht im Waschbecken.

Eine rückengerechte Lebensweise und ein wirbelsäulenfreundliches Leben erfordern auch die entsprechenden Produkte und Gegenstände in sämtlichen Lebensbereichen. Schreibtische, Stehpulte, Sitzmöbel, Schuhe, Fahrräder, PC-Tastaturen, Gartengeräte und vieles mehr gibt es in rücken- und haltungsgerechten Ausführungen. Rückengerechte Produkte dienen einerseits der Vorbeugung von Rücken- und Haltungsschäden; bei Patienten mit bereits bestehenden Haltungsschäden gehören sie zu den therapiebegleitenden Maßnahmen.

Richtig Sport treiben

Der Nutzen sportlicher Betätigung ist für unseren Körper und Geist zweifellos von großer Bedeutung. Unsere Bandscheiben aber „leben" regelrecht von der Bewegung, denn nur durch den ständigen Wechsel von Be- und Entlastung werden sie mit neuen frischen Nährstoffen versorgt, die sie dauerhaft elastisch und widerstandsfähig erhalten. Zudem wird durch Sport das Muskelkorsett gestärkt – auch dies entlastet die Wirbelsäule und wirkt frühzeitigen Schäden entgegen. Wissenschaft und Praxis haben gezeigt, dass gezielte Sport- beziehungsweise Bewegungsprogramme, gekoppelt mit einer Veränderung von Verhaltensweisen im täglichen Berufs- und Alltagsleben, Rückenschmerzen verhindern, vermindern beziehungsweise vermeiden können.

> **Sportliches Training**
> Sportliches Training hat die Aufgabe, die Gesundheit zu stabilisieren und die sportliche Leistungsfähigkeit zu erhöhen. Die folgenden Grundregeln müssen jedoch berücksichtigt werden:
> - Das gesamte Muskelsystem muss ausgewogen und harmonisch gekräftigt werden.
> - Der Bewegungsapparat muss durch einen regelmäßigen Wechsel von Belastung und Erholung angemessen beansprucht werden.
> - Wirbelsäule und Gelenke müssen ergonomisch belastet werden; bei vorhandenen Wirbelsäulenbeschwerden ist eine auf die Probleme abgestimmte Auswahl der Übungen und Trainingseinheiten erforderlich.

Rückenschulen, Wirbelsäulengymnastik und anderes Rückentraining sind besonders geeignet. Erfahrungsgemäß bleiben die wenigsten von uns einer Sportart oder einem Therapieprogramm treu, nur weil es für den Rücken so gesund ist. Wählen Sie deshalb einen Sport oder eine Betätigung aus, die Ihnen Spaß macht. Denn nur das motiviert, und Sie bleiben auch langfristig „am Ball". Im Folgenden stellen wir Ihnen einige besonders geeignete Sportarten vor. Allerdings ist eine scharfe Trennung in „rückenfreundlich" und „rückenschädlich" so ohne Weiteres nicht möglich, denn die Bewertung der einzelnen Sportarten hat immer auch unter Berücksichtigung einiger Vorbedingungen zu erfolgen:
- Vorerfahrung in dieser Sportart,
- individuelles Beschwerdebild,

- Praktikabilität,
- persönliche Neigung,
- Alter.

Demnach kann eine Beurteilung immer nur individuell erfolgen. Dennoch können wir einige grundlegende Tipps zur Orientierung geben.

Wirbelsäulengymnastik: Unbestritten eine sehr günstige Sportart für die Wirbelsäule, da gezielte Einwirkungen auf den Haltungsapparat möglich sind. Nachteilig ist jedoch das geringe „Erlebnisgefühl", da hier der Gesundheitsaspekt uneingeschränkt im Vordergrund steht.

Schwimmen: Durch die Entlastung, die das Wasser bewirkt, ist der Schwimmsport besonders günstig für Wirbelsäule und Gelenke. Allerdings ist das besonders geeignete Rückenschwimmen technisch anspruchsvoll und in der Praxis nicht immer problemlos durchzuführen. Brustschwimmen ist zwar leichter zu erlernen, jedoch ungünstig für den Bereich der Hals- und Lendenwirbelsäule. Schwimmen Sie in einem ruhigen Tempo mindestens 30 Minuten, wechseln Sie zwischen Brust- und Rückenlage. Positiv sind in jedem Fall die zusätzliche Herz-Kreislauf-Belastung und das Freizeiterlebnis.

Laufen: Durch den rhythmischen Wechsel von Be- und Entlastung ist der Laufsport positiv auch bei Rückenproblemen. Beachten Sie die folgenden Faktoren: Belastung ans Körpergewicht anpassen, die richtigen Schuhe wählen, auf nicht zu hartem Untergrund laufen, eine korrekte Technik anwenden und die Belastung angemessen gestalten. Achten Sie auch auf die ausreichende Dehnung verkürzter Muskelgruppen. Die zusätzliche Herz-Kreislauf-Belastung fördert den Gesundheitsaspekt, kaum ein Sport aktiviert gleichzeitig so viel Muskulatur.

Radfahren: Günstig sind die Gewichtsentlastung und die Belastung von Herz und Kreislauf. Allerdings ist ein sportlicher, tiefer Lenker bei längeren Fahrten schlecht für die Halswirbelsäule. Radfahren hat im Hinblick auf die Wirbelsäule keinen fördernden Aspekt, sondern ist bestenfalls von neutraler Bedeutung für den Rücken.

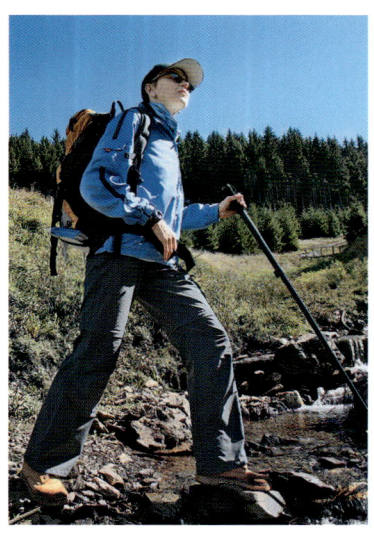

Wandern: Der rhythmische Belastungswechsel und die milden Stoßbelastungen beim Gehen sind günstig für die Wirbelsäule. Positiv ist auch, dass Wandern ohne Vorerfahrung durchführbar ist und ein entspannendes Naturerlebnis bietet. Vorsicht beim Bergabwandern: Entlasten Sie den Rücken durch Teleskopstöcke.

Skifahren (alpin): Dieser Sport ist bei guter Technik und ausgeglichener, angepasster Fahrweise durchaus auch bei Rückenproblemen geeignet. Positiv wirkt sich das Naturerlebnis aus.

Skilanglauf: Der Skilanglauf ist rückenfreundlicher als die alpine Variante. Skilanglauf ist außerdem leicht erlernbar und wirkt sich durch die Ausdauerbelastung positiv auf das Herz-Kreislauf-System aus. Das Naturerlebnis ist häufig noch ausgeprägter als beim Abfahrtslauf.

Kampfsport: Zumindest die Grundtechniken als auch das Aufwärm- und Dehnprogramm verschiedener Kampfsportarten sind gut geeignet, sofern sie korrekt angeleitet werden. Unter guter Anleitung, bei der vor allem der wirbelsäulenstabilisierende Übungsteil betont wird, ist auch das zugehörige Krafttraining zu befürworten. Häufige Fehler beim Krafttraining sind eine zu kurze Aufwärmphase und ein Vernachlässigen der erforderlichen Dehnübungen.

Aerobic: Es gibt zunehmend rückenfreundlich abgestimmte Aerobicprogramme, die durch die Musik ein hohes Erlebnisgefühl vermitteln.

> **Sportarten im Überblick:**
> - Empfehlenswerte Sportarten: Rückenschwimmen, Tanzen, Skilanglauf, Aerobic, Callanetics, Walking, Jogging (gute Schuhe, Füße vom Orthopäden überprüfen lassen, Asphalt meiden), Wandern, gesundheitsorientiertes Muskeltraining an Geräten, zum Beispiel nach dem FPZ-Konzept
> - Bedingt empfehlenswerte Sportarten: Fuß-, Hand-, Volley-, Basketball, Tischtennis, Turnen, Rudern, Radfahren, Inline-Skaten
> - Bandscheibenbelastende Sportarten: Golf, Tennis, Badminton, Squash, Segeln, Surfen, Feld- und Eishockey, Kegeln, Gewichtheben, Kanufahren

Von Sportarten, die die Wirbelsäule belasten, ist nicht generell abzuraten. Entscheidend sind die individuelle Ausgangssituation, Ihre persönliche Erfahrung mit der Sportart und Ihr individueller Trainingszustand. Wenn Sie sich unsicher sind, lassen Sie sich von Ihrem Arzt, Ihrem Physiotherapeuten oder im entsprechend qualifizierten Fitnessstudio dazu beraten.

Richtig sitzen

Sitzen will gelernt sein! Sitzende Tätigkeiten sind ein häufiges Grundübel bei Rückenschmerzen. Denn auch durch den besten Stuhl oder Autositz wird Sitzen nie gesund beziehungsweise rückenfreundlich werden – es bleibt immer eine Form der statischen Fehlbelastung für unsere Wirbelsäule. Allerdings kann durch Beachtung bestimmter Faktoren das Ausmaß dieser Fehlbelastung deutlich verringert werden. Auch wer einen Sitzberuf hat, kann also Rückenprobleme vermeiden – deswegen erhalten Sie zu diesem Thema besonders ausführliche Informationen.

Grundsätzlich gilt: Sitzen Sie dynamisch und wechseln Sie so häufig wie möglich die Sitzposition. Trainieren Sie eine aktive Sitzposition durch Sitzbälle. Betrachten Sie einen Sitzball nicht als Alternative zum Stuhl, sondern als Ergänzung. Wechseln Sie zwischen Stuhl und Sitzball. Dadurch bleibt die Wirbelsäule beweglich und der Rücken aufrecht. Das Gleiche gilt prinzipiell für Balancestühle.

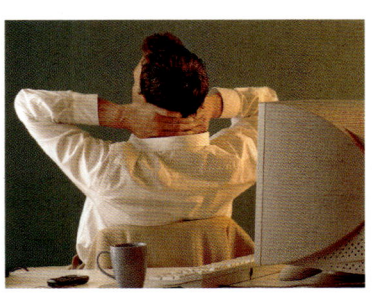

Auch ein Keilkissen leistet gute Dienste: Automatisch kippt das Becken in eine veränderte Position, und die Wirbelsäule folgt und richtet sich auf. Beim „Lümmeln auf dem Sofa" ist ein kleines Kissen im Kreuz einfach, aber wirkungsvoll. Dadurch behält die Wirbelsäule eine gewisse Grundstabilität (besser jedoch sind feste Sitzmöbel).

Schreibtischarbeit

Wenn Sie, wie viele Menschen, in einem Büro arbeiten, werden Sie wahrscheinlich lange Stunden am Schreibtisch sitzend verbringen, und das oft in einem ergonomisch unzureichenden Stuhl. Wenn Sie darüber hinaus am Computer arbeiten, sitzen Sie wahrscheinlich auch mit krummem Rücken, nach vorne gebeugten Schultern, eingezogenem Kopf und angespannten Nackenmuskeln. Im Laufe der Zeit ist Ihnen diese Haltung vermutlich zur Gewohnheit geworden, und Sie nehmen die ständigen Verspannungen im Hals- und Schultergürtelbereich und die regelmäßigen, oft helmartigen Kopfschmerzen als schicksalhafte Begleiterscheinung Ihrer beruflichen Belastung.

Mit einer Veränderung der Sitzhaltung können Sie die Bandscheiben stark entlasten. Das nach vorne geneigte Sitzen wird zwar als besonders angenehm empfunden, belastet die Wirbelsäule aber am meisten. Aufrechtes Sitzen entlastet, beansprucht allerdings die Rückenmuskulatur weit mehr. Am entlastendsten ist die zurückgelehnte Sitzhaltung, bei der die Wirbelsäule großflächig abgestützt wird. Doch auch sie sollte nicht zu lange eingenommen werden. Bedenken Sie: Wenn schon sitzen, dann möglichst dynamisch sitzen.

Der Bürostuhl

Betrachten Sie Ihren Bürostuhl als ein Arbeitsgerät, von dessen Gestaltung und Nutzung Ihre Gesundheit und Leistungsfähigkeit in hohem Maße abhängen. Ein dynamisches Sitzen ermöglicht derjenige Stuhl, der Bewegung mitmacht. Man kann sich nach hinten lehnen, nach vorn beugen, aufrecht sitzen und sich nach rechts und links drehend bewegen. Die Wirbelsäule bleibt dabei abgestützt. Beachten Sie bei der Auswahl die folgenden Kriterien:

- Hat der Stuhl eine anatomisch geformte, ausreichend hohe Rückenlehne?
- Hat der Stuhl eine Synchronverstellung (gleichlaufende Verstellung von Sitz- und Lehnenneigung)?
- Hat der Stuhl eine Sitztiefenfederung?

- Hat der Stuhl Armlehnen?
- Ist der Bürostuhl schnell und leicht einstellbar?
- Ist der Stuhl drehbar und mit fünf gebremsten Rollen ausgestattet?
- Kann der „Besitzer" den Stuhl bedienen? Denn der beste Stuhl nutzt nichts, wenn er nicht den individuellen Körpermaßen entsprechend eingestellt ist.

Der richtige Stuhl hat eine permanent neigbare Rückenlehne, die mindestens in die Höhe der Schulterblätter reicht. Optimal sind Rückenlehnen, deren Bewegungswiderstand sich individuell auf das jeweilige Körpergewicht einstellen lässt. Die Rückenlehne sollte im unteren Anteil den Lendenwirbelsäulenbereich abstützen. Eine anatomisch geformte neigbare Sitzfläche soll dem Positionswechsel folgen und dabei nach vorn oder hinten kippen. Eine Sitzfederung puffert die Stöße beim Hinsetzen ab. Armstützen müssen funktions- und formgerecht gestaltet sein, das heißt, höhen-, breiten- und tiefenverstellbare Armstützen sind optimal. Die Höhe des Arbeitsstuhls ist richtig eingestellt, wenn die Unterarme flach auf dem Arbeitstisch aufliegen und einen rechten Winkel zum Oberarm bilden, ohne dass die Schultern hochgezogen werden. Die Füße sollen dabei vollständig auf dem Boden stehen und Ober- und Unterschenkel ebenfalls einen rechten Winkel bilden.

Hat Ihr Arbeitsstuhl keine neigbare Sitzfläche, so kann man sich mit einem Keilkissen behelfen. Auch eine nicht optimale Rückenlehne lässt sich durch ein orthopädisches Rückenstützkissen erheblich verbessern.

Der Sitzball

Sitzbälle sind in unterschiedlichen Größen im Handel erhältlich, ihr Durchmesser liegt meist zwischen 55 und 75 Zentimetern. Der Durchmesser des Sitzballes richtet sich nach Ihrer Körpergröße. Den Sitzball können Sie „pur" verwenden oder in einem Gestell mit Rollen und zusätzlicher Lehne.

Die richtige Größe	
Körpergröße bis ca. 145 cm	Balldurchmesser 45 cm
Körpergröße bis ca. 155 cm	Balldurchmesser 55 cm
Körpergröße bis ca. 175 cm	Balldurchmesser 65 cm
Körpergröße über 175 cm	Balldurchmesser 75 cm

Diese weichen Bälle ermöglichen beziehungsweise erzwingen eine dynamische Sitzposition, das heißt, um nicht vom Ball zu fallen, ist man gezwungen, ständig über die Beine und den Rücken aktiv gegenzusteuern. So wird die Muskulatur gestärkt, die die Wirbelsäule stabilisiert, und die Bandscheiben werden unterschiedlich belastet.

Wegen der fehlenden Rückenlehne nehmen wir die wünschenswerte Sitzposition (die aktiv stabilisierte) natürlich nur so lange ein, wie es unserer Konzentration beziehungsweise unserem Trainingszustand entspricht. Daraus ergibt sich, dass es sich bei dem Sitzball nicht um eine generelle Alternative zum herkömmlichen Schreibtischstuhl handelt, sondern um ein Sitzsystem zur aktiven Entspannung und zum Training, das zusätzlich verwendet werden soll.

Balancestuhl und Sitzschaukel

Auf Balancestühlen oder Sitzschaukeln kann man nach hinten zurückgelehnt sitzen oder gerade vorn – dabei stützt man sich mit den Knien auf integrierte Kniepolster ab. Durch die nach vorn geneigte Sitzposition auf einem Balancestuhl richtet sich das Becken auf und das Hohlkreuz wird abgeschwächt. Die gleichmäßigen Bewegungen führen zu günstigen Wechselbelastungen im Bereich der Bandscheiben. Problematisch können die Druckbelastungen im Kniegelenkbereich sein, denn sie führen oft zu Knieschmerzen und können so die Verwendung solcher Sitzsysteme unmöglich machen.

Wirbelsäule und Schule
Aufgrund der biologischen Entwicklung ist das Bewegungsverhalten der Kinder zum Zeitpunkt der Einschulung besonders stark ausgeprägt. In diese Lebensphase fällt auch der Gestaltwandel der Kinder, der Körper streckt sich. Der natürliche Bewegungsdrang trainiert Rumpf- und Rückenmuskulatur, steht aber im Widerspruch zu den Möglichkeiten im Schulbereich.
Jedes Unterrichtsprogramm sollte die Hintergründe und die Bedeutung des kindlichen Bewegungsdranges berücksichtigen. Überwiegend stilles, ruhiges Sitzen entspricht nicht den normalen Bedürfnissen unserer Kinder. Beim Mobiliar gelten prinzipiell die gleichen Kriterien wie für den ergonomischen Arbeitsplatz der Erwachsenen.

Arbeitstisch
Nur die richtige Tischhöhe sowie ausreichende Beinfreiheit ermöglichen eine ergonomisch günstige, entspannte Arbeitshaltung. Die Körpergröße des Menschen lässt keinen sicheren Bezug zur Tischhöhe zu, da Rumpf- und Beinlängen unterschiedlich sind. Deshalb ist es für eine günstige Arbeitshaltung wichtig, dass sich die Tischhöhe anpassen lässt. Wünschenswert sind Tische, die zwischen 68 und 76 Zentimetern höhenverstellbar sind.

Wie bereits erwähnt, ist die Tischhöhe dann richtig eingestellt, wenn die Unterarme flach auf dem Schreibtisch aufliegen können, ohne dass die Schultern hochgezogen werden. Ist die Tischhöhe nicht höhenverstellbar, sollte sie 72 Zentimeter betragen.

Die Arbeitsfläche sollte mindestens 160 x 80 Zentimeter groß und reflektionsarm sein. Der Reflektionsgrad, also die vom Auge empfundene Helligkeit, sollte möglichst unter 50 Prozent liegen. Ideal sind beige, graue oder gebrochen weiße Oberflächen.

Noch besser als reine Schreibtische sind kombinierte Arbeitsplätze, an denen das Arbeiten im Sitzen und Stehen möglich ist. Die Höhenverstellung an einem Arbeitstisch zum Stehen sollte mindestens 110 Zentimeter betragen. Eine Neigung der Tischfläche bis etwa acht Grad entspannt die Kopf- und Rumpfhaltung.

Breite und Tiefe der Arbeitsplatte richten sich nach den Aufgaben und den dafür notwendigen Arbeitsmitteln. Beachten Sie auch die richtige Anordnung der Arbeitsmittel: Die häufig genutzten Mittel liegen im sogenannten „kleinen Greifraum" – dem Bereich, der mit hängenden Oberarmen ohne große Körperbewegung erreichbar ist. Weniger häufig genutzte Arbeitsmittel liegen im „erweiterten Greifraum", das ist der Raum, der mit ausgestrecktem Oberarm, aber ohne zusätzliche Körperdrehung erreichbar ist.

Weitere Arbeitsunterlagen und Büromaterial sowie Arbeitsgeräte wie zum Beispiel Drucker sollte man an einem weiter entfernten Ort unterbringen – das erfordert regelmäßiges Aufstehen und zwingt zu Bewegung.

Bildschirm

Bei der Bildschirmarbeit sind vor allem die Augen gefordert. Unterschiedliche Helligkeiten zwischen Bildschirm, Vorlage, Tastatur und Umgebung sowie die unterschiedlichen Sehentfernungen nötigen unseren Augen ständige Anpassungsleistungen ab. Flimmernde Bilder, Blendungen und Spiegelungen steigern die Belastung der Augen zusätzlich. Überlastete Augen führen zu Verspannungen im Nacken- und Schultergürtelbereich mit den entsprechenden Beschwerden. Wenn hingegen die Darstellung auf dem Bildschirm die Gegebenheiten des menschlichen Auges und Sehens berücksichtigt, werden vorzeitige Ermüdung und langfristig auch gesundheitliche Beeinträchtigungen verhindert.

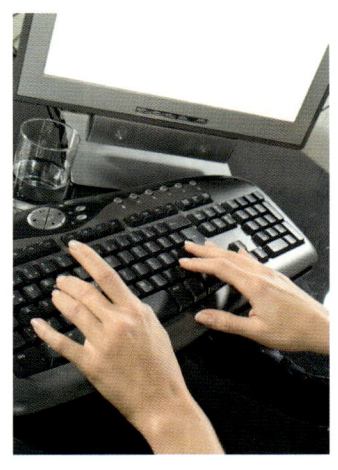

Welchen Anforderungen sollte ein Bildschirm genügen? Er sollte eine verzerrungsfreie und ausreichend große Darstellung mit angemessen großem Zeilen- und Zeichenabstand sowie leicht anzupassender Helligkeit und Kontrasten bieten. Störende Reflektionen und Blendungen sollten vermieden werden. Wichtig ist auch ein flimmerfreies Bild – das ist bei den meisten Bildschirmen bei einer Bildwiederholungsfrequenz von mehr als 80 Hz gewährleistet. Der Schirm soll frei beweglich sowie leicht drehbar, neigbar und strahlungsarm sein.

Die Monitorgröße muss der Arbeitsaufgabe angepasst werden. Entscheidend bei der Bildschirmgröße ist die effektiv nutzbare Fläche. Da meist der gesamte sichtbare Bereich inklusive der schwarzen Randbereiche gemessen wird, sind die offiziellen Größenbezeichnungen oft irreführend. Empfehlenswert sind für vorwiegende Textverarbeitung mindestens 15 Zoll effektive Bilddiagonale, bei LCD-Bildschirmen 13 Zoll. Wer vorwiegend unter Windows oder anderen grafischen Benutzeroberflächen arbeitet, sollte einen 17-Zoll-Monitor verwenden. Für CAD-, Layout- und Grafikprofis sind größere, das heißt mindestens 21-Zoll-Bildschirme ratsam.

Da sich das Bild aus vielen einzelnen Punkten zusammensetzt, muss mit der Größe des Bildschirms die Bildschirmauflösung steigen. So ist eine Auflösung von 800 x 600 Pixel bei einem 15-Zoll-Bildschirm ausreichend, jedoch nicht mehr bei einem 19-Zoll-Bildschirm. Hier sind vielmehr Auflösungen im Bereich von 1 024 x 768 Pixel oder höher anzuwenden.

Spiegelungen und Blendungen lassen sich durch die richtige Aufstellung und Beleuchtung vermeiden, gegebenenfalls muss unvermeidbarer Lichteinfall durch entsprechende Folien oder Vorhänge am Fenster verringert werden.

Auch Kontraste und Farben beeinflussen den Arbeitsaufwand, den unsere Augen zu leisten haben. Der Bildschirm sollte eine Positivdarstellung haben (also dunkle Zeichen auf hellem Grund). Der Kontrast zwischen Hintergrund und Zeichen soll mindestens 1:3 betragen und an die Umgebungsbedingungen angepasst werden.

Der Mindestabstand zwischen Auge und Monitoroberfläche muss bei einem 17-Zoll-Bildschirm 50 Zentimeter betragen, mit zunehmender Bildschirmgröße steigt der erforderliche Abstand. Ein häufig benötigter Bildschirm sollte möglichst gerade vor dem Benutzer stehen, der

Blick zur Bildschirmmitte muss leicht geneigt sein. Stellen Sie den Bildschirmmonitor so ein, dass der horizontale Blick auf die Oberkante des Monitors fällt, dann sinkt die auf Bildschirmmitte gerichtete Blickachse leicht ab.

Wer mehrere Stunden pro Tag am Bildschirm arbeitet, sollte die genannten ergonomischen Grundbedingungen genau umsetzen, da sich kleine Fehler summieren.

Zu viel für die Augen
Überlastete Augen machen sich häufig durch unangenehmes Brennen bemerkbar. Achten Sie auf regelmäßige Pausen, die Sie mit Entspannungsübungen sinnvoll nutzen können. Hier einige Vorschläge:
- Entspannung der Augen: Stellen Sie sich ans Fenster, massieren Sie Ihre Augäpfel ganz leicht für etwa fünf bis zehn Sekunden mit den Handballen. Lassen Sie danach den Blick eine Minute weit in die Ferne schweifen.
- Entspannung der Augen und der Nackenmuskulatur: Legen Sie Ihren Kopf mit der Stirn in den Händen ab, schließen Sie die Augen. Die Unterarme liegen dabei flach und seitlich angewinkelt auf dem Schreibtisch. Konzentrieren Sie sich auf Ihre Ohren und versuchen Sie, so viel wie möglich zu hören. (Tipp: Öffnen Sie vorher ein Fenster und „hören" nach draußen). Entspannen Sie auf diese Weise drei bis fünf Minuten.
- Entspannung der Schultergürtelmuskulatur: Stellen Sie sich aufrecht an ein geöffnetes Fenster, lassen Sie Ihre Schultern langsam und gleichzeitig vorwärts kreisen. Lassen Sie die Kreise immer kleiner werden, bis sie nicht mehr spürbar sind. (Tipp: Konzentrieren Sie sich auf das Muskelempfinden, wenn Ihre Schultern nach unten sinken). Auch diese Übung sollten Sie etwa drei bis fünf Minuten lang durchführen.

Die Maus

Eine ergonomisch gestaltete Maus passt sich der Anatomie der Hand an. Eine falsche Maus ermüdet, führt zu Verspannungen und zu Beschwerden in der Kette Hand-Arm-Schulter-Wirbelsäule. Sie kann zum Beispiel zum sogenannten RSI-Syndrom („Mausarm") führen.

Die Maus sollte neben der Tastatur möglichst körpernah liegen, um die Spannung und Belastung im Arm- und Schultergürtelbereich so gering wie möglich zu halten. Der Unterarm liegt flach auf dem Arbeitstisch auf. Das Kabel, das die Maus mit dem Computer verbindet, soll so lang sein, dass die Bewegungen der rechten beziehungsweise linken Hand nicht eingeschränkt werden. Völlige Bewegungsfreiheit garantiert in dieser Hinsicht eine kabellose Maus.

Eine ergonomisch gestaltete Maus ist in der Mitte gewölbt und die vordere Maushälfte ist niedriger als die hintere, vorne wird sie breiter, sodass sich die Finger in entspannter, gespreizter Position befinden. In ihrem Umfang entspricht sie der Größe der Hand; es werden Mäuse für große und kleine Hände sowie für Rechts- und Linkshänder angeboten. Die Maustasten müssen leicht erreichbar und ohne Kraftaufwand zu bedienen sein.

Das Mauspad muss rutschfest und nicht zu spröde sein, damit die Maus ohne Kraftaufwand rollen kann.

Sitzen im Auto

Autofahren bedeutet eine besondere Belastung für die Wirbelsäule, denn sie führt durch die dauerhaften Vibrationen beim Autofahren zusätzlich zu Stauchungen. Zwei bis drei Zentimeter Körpergröße können nach stundenlanger Fahrt durch die anhaltende Druckbelastung auf die Bandscheiben verloren gehen. Zusätzliche Beschwerden wie Verspannungen im Nacken- und Schulterbereich sowie kalte Füße durch schlechte Durchblutung können das Autofahren zur Qual machen. Mit der richtigen Einstellung des Autositzes können Sie diese Beschwerden erheblich verringern. Stellen Sie Ihren Autositz folgendermaßen ein:

- Die Rückenlehne bildet einen Winkel von etwa 110 Grad zum Sitz, ist also etwa 20 Grad aus der Senkrechten nach hinten geneigt.
- Setzen Sie sich und rutschen Sie ganz nach hinten an die Lehne. Stellen Sie die Sitzneigung so ein, dass die Oberschenkel locker aufliegen. Die Sitzfläche sollte zwei bis drei Fingerbreit vor der Kniekehle enden, damit die Blutzirkulation in den Beinen nicht behindert wird.
- Lehnen Sie sich an und strecken Sie die Arme aus, das Lenkrad muss nun mit leicht angewinkelten Armen erreicht werden. Die Schultern haben Kontakt zur Lehne.
- Lendenwirbelsäule und oberer Beckenrand sollen durch den Sitz aktiv stabilisiert werden.
- Treten Sie das Kupplungspedal voll durch, ohne dabei nach vorne zu rutschen. Ihr linkes Bein sollte jetzt immer noch leicht angewinkelt sein.
- Die Mitte der Kopfstütze sollte sich ungefähr auf Augenhöhe befinden und der Abstand zum Hinterkopf nur wenige Zentimeter betragen.

Richtig schlafen

Ein erholsamer und entspannter Nachtschlaf regeneriert Köper und Geist. Schlafstörungen beeinträchtigen oder verhindern diesen wichtigen Ausgleich. Zunächst einmal ist es wichtig, mögliche Ursachen für Schlafstörungen auszuschalten – dazu gehören Lärm, mangelnde Verdunkelung des Schlafzimmers und psychische Beanspruchungen jeglicher Art.

Doch auch wenn diese Grundvoraussetzungen erfüllt sind – nicht jedes Bett erlaubt unserem Rücken einen gesunden Schlaf. Daher sollten Sie vor allem auf die Ausstattung Ihres Schlafplatzes achten.

Das richtige Bett

Wir verändern unsere Schlafposition etwa 50-mal pro Nacht. Aus diesem Grund ist eine ausreichende Bewegungsfreiheit wichtig. Ein Einzelbett sollte einen Meter breit sein und die Bettlänge sollte die Körpergröße um 20 Zentimeter überschreiten. Je höher das Bett, desto leichter fällt das Aufstehen, ideal sind Betthöhen zwischen 45 und 55 Zentimetern.

Zu weiche oder durchgelegene Matratzen bieten keine erholsame Grundlage für eine regenerierende Nachtruhe. Unsere Wirbelsäule liegt ideal auf einer flexiblen Unterlage, die den Körperformen Rechnung trägt und durch entsprechendes Nachgeben beziehungsweise Abstützen unsere Wirbelsäule in einer Position hält, die in etwa ihrer Form im Stehen entspricht. Um dies zu gewährleisten, muss der Schultergürtel etwas einsinken können, Kopf und Nacken müssen Unterstützung finden. Im Lendenwirbelsäulenbereich braucht es wieder mehr Unterstützung und im Beckenbereich etwas mehr Nachgiebigkeit. Auch dem unterschiedlichen Gewicht unserer Körperabschnitte muss die Matratze angepasst sein, beispielsweise sinkt der Rumpf stärker ein als Arme und Beine. Neben diesen mechanischen Forderungen muss die Matratze ein trockenes, warmes Bettklima gewährleisten. Besonders bewährt haben sich Matratzensysteme aus PUR-Schaum oder Latex in Kombination mit dem passenden Lattenrost. Selbst die beste Matratze erfüllt ihre Aufgabe höchstens zehn Jahre lang, dann sollte sie ausgetauscht werden.

> **Erst testen, dann kaufen**
> Versuchen Sie vor dem Matratzen- beziehungsweise Bettenkauf das System auszutesten. Sofern dies nicht zu Hause möglich ist, lassen Sie sich ausreichend Zeit und testen im Geschäft mit leichter Kleidung (nicht im Mantel) Bett und Kopfkissen.

Empfehlenswert zum Schlafen ist eine Raumtemperatur von etwa 18 bis 20 Grad Celsius und eine mittlere Luftfeuchtigkeit von etwa 50 Prozent. Individuelle Wärme- oder Kälteempfindlichkeiten sollten darüber hinaus durch die Materialien der Bettausstattung gesteuert werden. In Abhängigkeit von der Jahreszeit sollte die Temperatur im Bett etwa zwischen 28 und 32 Grad Celsius liegen.

Auf dem Kopfkissen sollten Kopf und Nacken liegen, der Schultergürtel gehört nicht auf das Kopfkissen. Aufgabe des Kopfkissens ist es, die Halswirbelsäule entsprechend zu stützen und den Kopf zu betten. Aus diesem Grund soll sich die Kissenform der individuellen Form des Einzelnen anpassen. Spezielle Nackenkissen gewährleisten dies durch eine vorgeformte Muldung für den Kopf und eine Erhöhung im Bereich der Halswirbelsäule.

Nach dem Aufwachen

Nach dem Aufwachen schläft der Kreislauf in der Regel noch und die Durchblutung im Bereich der Rückenmuskulatur befindet sich noch auf niedrigem Niveau. Nutzen Sie diese Phase für ein kurzes Gymnastikprogramm, mit dem der Kreislauf aktiviert und die Durchblutung der Muskulatur gesteigert wird:

- Drehen Sie sich in die Rückenlage und fahren Sie langsam und gleichmäßig „Rad". Nehmen Sie sich für diese Übung zwei bis drei Minuten Zeit.
- Bleiben Sie auf dem Rücken liegen, heben Sie ein Bein gestreckt leicht an und beschreiben Sie langsam kreisend ein O. Wiederholen Sie dies je Seite zehnmal im Zeitlupentempo.
- Beugen Sie die Beine in Hüfte und Knie und ziehen die Beine wechselnd langsam und vorsichtig in Richtung Brust. Strecken Sie sich anschließend ausgiebig.

Auch beim anschließenden Aufstehen aus dem Bett können Sie Ihre Wirbelsäule schonen: Drehen Sie sich dazu zum Bettrand in die Seitenlage. Spannen Sie die Bauchmuskulatur an und richten sich mit Unterstützung der Arme seitlich auf. Lassen Sie die Beine zu Boden sinken und stehen Sie mithilfe der Arme auf. Sie vermeiden mit dieser Art aufzustehen ein starkes Abknicken zwischen Lendenwirbelsäule und Becken. Erleichtert wird das richtige Vorgehen durch eine entsprechende Betthöhe. Moderne Bettsysteme sind häufig zu niedrig, günstiger sind höhere Betten.

Und das Zähneputzen?
Nach dem Aufstehen folgt in der Regel das Zähneputzen, die nächste Gelegenheit, die Wirbelsäule zu entlasten. Meistens stehen wir mit vorgebeugtem Oberkörper im Halbschlaf recht unkonzentriert vor dem Waschbecken. In dieser vorgebeugten Stellung kommt es zu unnötig hohen Druckbelastungen in den Bandscheibenräumen.
Viel besser gehen Sie leicht in die Knie. Strecken Sie die Wirbelsäule durch und stützen Sie sich mit der freien Hand auf dem Waschbecken ab.

Die richtige Unterstützung für die Füße

Gut trainierte, gesunde Füße fangen einen Großteil der Stoßenergie beim normalen Gehen und Laufen ab. Erfüllen die Füße diese Anforderungen nicht, dann entfällt ihre stoßdämpfende Funktion. Besonders auffällig wird dies bei Senkfüßen oder Knick-Senkfüßen, die zu erheblichen statischen Mehrbelastungen der Wirbelsäule führen und so eine wichtige Teilursache von Rückenschmerzen sein können.

Durch entsprechendes Schuhwerk können Sie die Funktion Ihrer Füße unterstützen:

- Achten Sie darauf, dass der Schuh die richtige Länge hat. Die Zehen brauchen ausreichend Platz, damit sie beim Abrollen nicht vorn an der Schuhkappe anstoßen.
- Die Ferse muss im Schuh sicheren Halt haben, sie darf beim Abrollvorgang nicht aus dem Schuh hinausrutschen oder im Schuh „schwimmen".
- Achten Sie auf die richtige Schuhweite. Unsere Füße sind so individuell geformt wie unsere Hände, dies muss berücksichtigt werden.
- Günstiger als feste, dünne Ledersohlen sind weiche, gut dämpfende Sohlen, die dem Schuh darüber hinaus Trittsicherheit verleihen.
- Füße schwitzen im Alltag, das Obermaterial sollte diese Feuchtigkeit abgeben. Gewährleistet wird das durch Lederschuhe oder ein entsprechend durchlässiges Obermaterial.
- Turnschuhe erfüllen durchaus die genannten Kriterien und sind aus orthopädischer Sicht häufig günstiger als ein minderwertiger Straßenschuh.
- Abgelaufene Absätze führen zu einer Verkippung der Füße und zu vermehrter Instabilität, die durch erhöhte Muskelarbeit ausgeglichen werden muss. Abgelaufene Sohlen müssen daher erneuert werden. Ungleich abgelaufene Sohlen können übrigens auf eine Beinlängendifferenz hinweisen.

- Ausgetretene Schuhe sollten ersetzt werden, da sie dem Fuß keinen ausreichenden Halt bieten.

Vorsicht ist bei hohen Absätzen geboten, denn sie verstärken die Hohlschwingung der Lendenwirbelsäule, das heißt, unser Hohlkreuz nimmt zu. Die Wirbelgelenke werden dadurch stärker belastet und die Rumpf- und Rückenmuskulatur unnatürlich beansprucht. Dauerhaftes Tragen hoher Absätze bewirkt darüber hinaus eine Verkürzung der rückseitigen Beinmuskulatur, dies wiederum führt dann auch bei normalem Schuhwerk zu einer verstärkten Hohlkreuzbelastung – ganz abgesehen von zusätzlichen Fehlbelastungen im Bereich der Kniegelenke und Sprunggelenke.

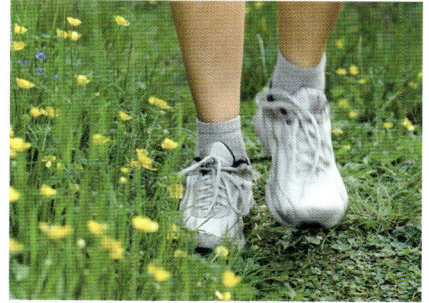

Nicht nur bei der Schuhauswahl, auch beim Anziehen der Schuhe gibt es etwas zu beachten: Gehen Sie zum Schuheanziehen beziehungsweise -binden in die Hocke und achten Sie dabei darauf, den Lendenwirbelsäulenbereich möglichst gerade zu halten. Alternativ können Sie den zu bindenden Schuh auf einen Stuhl stellen und das andere Bein leicht beugen. Bei dieser Vorgehensweise kann die Wirbelsäule nahezu gestreckt bleiben.

Rücken und Haushalt

Küchenarbeit, Waschen und Putzen sollten dem Rücken dank moderner Technik keine Probleme mehr bereiten – denkt man. Doch weit gefehlt: Standardküchen sowie herkömmliche Putzgeräte werden den

Anforderungen an ein rückenschonendes Arbeiten beziehungsweise rückenschonende Bewegungsabläufe bei Weitem nicht gerecht. Geschirrspüler sind in der Regel zu niedrig eingebaut, die Arbeitsplatten sind ebenfalls zu tief, die Herdplatten zu hoch und die Schränke zu weit oben aufgehängt. Dadurch ergeben sich zwangsläufig ungünstige Bewegungsabläufe, die sich an ganz normalen Arbeitstagen enorm summieren.

Tipps für die Küche

Auch ohne große, aufwendige Umbaumaßnahmen können Sie sich die Küchenarbeit erleichtern:

- Arbeiten Sie mit einer höhenverstellbaren Sitz- und Stehhilfe. Sie erleichtert längeres Arbeiten und ist ideal für die Wirbelsäule, denn diese bleibt einerseits beweglich und wird andererseits entlastet.
- Bringen Sie schweres und häufig genutztes Geschirr in unteren Fächern der Hängeschränke unter, dann können Sie es mit geradem Rücken herausheben.
- Bauen Sie Böden oder Körbe in die Unterschränke ein. Achten Sie jedoch darauf, dass diese ganz ausziehbar sind, sodass Sie sich beim Suchen nicht verrenken müssen.
- Bringen Sie Geräte wie Mikrowelle, Backofen, Kühlschrank möglichst in Augenhöhe an. Damit ersparen Sie sich wiederholtes Bücken. Es ist heute kein Problem mehr, Herdplatte und Backofen getrennt voneinander einzubauen.
- Wer eine neue Küche kauft, kann gleich richtig planen und sie an seine Körpergröße anpassen – zum Beispiel mit Arbeitsplatten in bequemer Höhe und einem abgesenkten Kochfeld.
- Auch Geschirrspüler und Waschmaschine lassen sich körpergerecht auf Unterschränke stellen.

Tipps für den Hausputz

Zu kurze Stangen am Staubsauger, hohe Fenster und niedrige Bügelbretter sind ständige Attacken auf den Rücken, die man sich bei bewusster Planung ersparen kann.

Bügeln: Benutzen Sie ein höhenverstellbares Brett zum Bügeln. Ein ausreichend hohes Bügelbrett befindet sich etwa in Beckenhöhe und ermöglicht so ein aufrechtes Bügeln ohne unnötig starke Vorbeugung. Stehen Sie recht nah am Bügelbrett und stellen Sie einen Fuß auf einen kleinen Hocker. Wechseln Sie die Seiten dabei regelmäßig ab, das heißt, stellen Sie mal den rechten, mal den linken Fuß auf; Sie werden spüren, wie sich das Becken und die Wirbelsäule aufrichten. Vermeiden Sie tiefe, immer wiederkehrende Bückbewegungen, indem Sie den Wäschekorb mit der zu bügelnden Wäsche auf einen Stuhl oder einen Tisch stellen. So haben Sie eine angenehme Greifhöhe.

Fensterputzen: Verwenden Sie professionelle Putzgeräte mit einem ausziehbaren Teleskopstab. So lassen sich Ecken auch ohne Verrenkungen erreichen.

Staubsaugen: Achten Sie darauf, dass die Griffhöhe individuell eingestellt werden kann. Wichtig ist auch, dass Sie beim Saugen dann tatsächlich am Griff – und nicht darunter – anfassen, um den Rücken möglichst gerade zu halten. Wenn Sie unter Möbeln saugen, gehen Sie in die Knie und bücken sich nicht im Kreuz.

Tipps für die Gartenarbeit

Gartenarbeit ist meist ein entspannendes, wohltuendes Hobby, doch häufig kommt es infolge der ungewohnten Tätigkeit und Belastung zu Rückenschmerzen.

Achten Sie auf Gartengeräte mit ausreichend langen Stielen. Mittlerweile werden auch ergonomisch geformte Stielsysteme angeboten, die ein entlastenderes Arbeiten ermöglichen. Die Griffbreite der Gartengeräte sollte ausreichend groß sein. Tief gebücktes Arbeiten lässt sich zum Teil durch fahrbare Hocker vermeiden, in denen gleichzeitig ausreichend Platz für die erforderlichen Gartengeräte ist.

Durch die körperliche Belastung schwitzt man, gleichzeitige Zugluft führt zu einer reflektorischen Verspannung der Rückenmuskulatur und kann so den Hexenschuss auslösen. Achten Sie deshalb auf einen bedeckten Rücken, wechseln Sie gegebenenfalls das Hemd, wenn Sie verschwitzt sind, und vermeiden Sie Zugluft.

Orientieren Sie sich hinsichtlich der Bück-, Hebe- und Tragebelastungen an den Grundregeln der Rückenschule. Denken Sie daran, Lasten möglichst nah am Körper zu heben, um den Schwerpunkt möglichst nahe an der Körpermitte zu halten. Mit zunehmender Entfernung des Schwerpunktes von der Körpermitte kann sich die Belastung im Wirbelsäulenbereich vervielfachen.

Benutzen Sie so oft wie möglich Hilfsmittel, anstatt Dinge zu heben und zu tragen. Im Garten bieten sich Schubkarren oder Ähnliches an. Leisten Sie sich einen langen Gartenschlauch: Sie ersparen sich damit das Tragen schwerer Gießkannen.

Da sich Heben und Tragen gerade im Garten nicht völlig vermeiden lassen, achten Sie darauf, sich dabei nicht im Rumpf zu verdrehen. Solche Verdrehungen unter gleichzeitigen Gewichtsbelastungen fördern das Zerspleißen der Faserringe unserer Bandscheiben und sind nicht selten Auslöser akuter Rückenschmerzen.

Rücken und Schwangerschaft

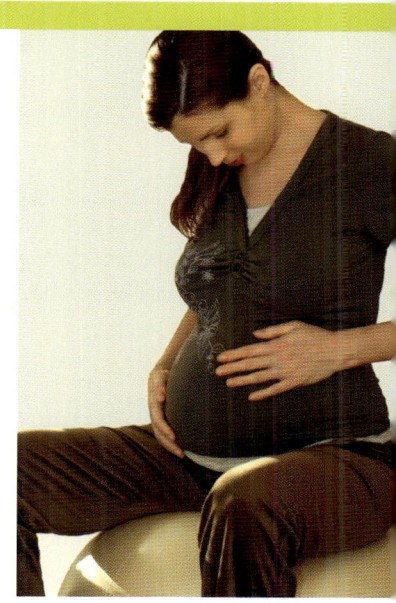

Je weiter fortgeschritten die Schwangerschaft ist, desto stärker wird die Wirbelsäule beansprucht. Schwangere sollten deswegen auch ihrem Rücken besondere Aufmerksamkeit gönnen und ihm täglich etwas Gutes tun:

- Entspannen Sie zwei- oder dreimal am Tag für fünf bis zehn Minuten in der Stufenbettlagerung.
- Wenn Sie schon sitzen müssen, dann entspannen Sie sich zwischendurch, indem Sie mit leicht gespreizten Beinen sitzen und die Unterarme auf die Tischplatte auflegen.
- Prüfen Sie Ihre Matratze: Die Wirbelsäule braucht einen festen Halt; wählen Sie lieber eine etwas härtere Matratze. Wenn Sie mit dem zunehmend runderen Bauch lieber in der Seitenlage schlafen, legen Sie ein Kissen zwischen die Knie, das entlastet die Lendenwirbelsäule. In der Rückenlage unterlegen Sie die Knie, damit sie leicht gebeugt sind – das führt zu einer günstigeren Kippung des Beckens.
- War der Tag stressig, verwöhnen Sie sich mit einem warmen Bad mit durchblutungsfördernden Zusätzen. Achten Sie darauf, dass das Wasser nicht wärmer als 37 Grad Celsius ist und bleiben Sie nicht länger als 15 Minuten in der Wanne.
- Bei der Hausarbeit, beim Kochen oder Bügeln sollten Sie einen Stehhocker verwenden.
- Das Tragen schwerer Lasten ist nicht nur aus orthopädischer Sicht zu vermeiden.

Bedenken Sie, Schwangerschaft ist keine Krankheit. Bei unkomplizierter Schwangerschaft sind Sie lange sportlich leistungsfähig. Die beste sportliche Betätigung für Schwangere ist zweifellos das Schwimmen. Es entspannt und kräftigt gleichzeitig und ermöglicht darüber hinaus Bewegungen ohne die Last des erhöhten Körpergewichts.

Schwangerschaftsgymnastik für den Rücken
Es gibt zahlreiche Übungen zur Entlastung des Rückens, die speziell in der Schwangerschaftsgymnastik vermittelt werden. Entsprechende Kurse bieten unter anderem Kliniken und Volkshochschulen an.

Rücken und Sex

Eine der beliebtesten Tätigkeiten des Menschen ist bei akuten Kreuzschmerzen nicht möglich. Aber auch eine „instabile Wirbelsäulensituation" kann einem den Spaß verderben. Auch hier ist wichtig: Achten Sie sensibel auf die Reaktion Ihrer Wirbelsäule. Helfen Sie sich beispielsweise mit Kissen unter den Knien oder unter dem Gesäß. Man kann nur entspannt genießen, wenn der Rücken nicht schmerzt. Bei abklingenden Rückenschmerzen kann Sex durchaus einen unterstützenden therapeutischen Effekt haben. Achten Sie auf eine schmerzfreie Stellung und auf lockere entspannte Bewegungen des Beckens.

Eine echte Hilfe: die Rückenschule

Wie wir gesehen haben, sind die Hauptursachen für Rückenschmerzen Bewegungsmangel, Bewegungsmonotonie, Fehlhaltungen, Muskelschwächen und psychische Faktoren. Wie aber schaffen Sie es, diese Ursachen auch wirklich anzugehen? Schließlich haben Sie die zu verändernden Verhaltensweisen über Jahrzehnte täglich vielfach ausgeführt, ohne dass es jemals zu Schmerzen gekommen ist. Dadurch hat sich das rückenbelastende Verhalten sehr stark „festgesetzt". Es reicht daher in aller Regel nicht aus, über die Hintergründe Bescheid zu wissen – die meisten Menschen brauchen eine zusätzliche Hilfe, das neu Gelernte auch umzusetzen.

Eine ideale Hilfe dabei ist die Rückenschule. Gemeinsam mit anderen Betroffenen üben Sie hier rückengerechte Körperhaltungen, wie zum Beispiel Sitzen oder Liegen, und rückengerechte Bewegungsabläufe, wie Bücken, Heben und Tragen ein. Zusätzlich dehnen und kräftigen Sie Ihre wichtigsten Muskelgruppen und lernen die wohltuende Wirkung unterschiedlicher Entspannungsverfahren kennen.

Themen in der Rückenschule:
- Aufbau und Funktion der Wirbelsäule,
- Zusammenhänge von Schmerz und Bewegungsverhalten,
- rückengerechte Verhaltensweisen,
- Maßnahmen zur Selbsthilfe.

Zentrales Ziel von Rückenschulen ist die Veränderung gewohnheitsmäßiger, rückenunfreundlicher Verhaltensweisen und deren selbstständige Anwendung im individuellen Alltag und Beruf. Die einzelnen Rückenschulkurse und -programme setzen sich aus verschiedenen Elementen und Inhalten zusammen, wobei deren Gewichtung je nach Ausrichtung und Zielsetzung der individuellen Rückenschule durchaus unterschiedlich sein kann. Es gibt auch Rückenschulprogramme, die ganz genau auf bestimmte Arbeitsplätze abgestimmt sind, beispielsweise auf die Krankenpflege.

Vorausgesetzt, dass die Kurse von qualifizierten Kursleitern geleitet werden und dass Sie das Gelernte auch wirklich im Alltag umsetzen, sind diese Maßnahmen ein bewährtes und erfolgreiches Konzept zur Vorbeugung und Linderung von Rückenschmerzen.

Die goldenen Regeln der Rückenschule
Es gibt fünf goldenen Regeln, die in jeder Rückenschule das Grundgerüst bilden:
1. Bewege dich!
2. Halte deinen Rücken gerade!
3. Verändere beim Sitzen möglichst oft deine Sitzposition!
4. Geh beim Bücken in die Hocke!
5. Verteile Lasten und halte sie nah am Körper!

Einfache Übungen für einen starken Rücken

Der Mensch ist ein „Steppen- und Savannenläufer". Unsere sitzende Lebensweise ist Gift für unsere Wirbelsäule. Gerade in punkto Rückenschmerzen ist wissenschaftlich anerkannt, dass die Muskulatur „rund um die Wirbelsäule" wie ein Stützkorsett wirkt. Ist es schwach oder ungleichmäßig ausgebildet, begünstigt dies im hohen Maße Rückenschmerzen. Im Umkehrschluss lässt sich also definitiv feststellen, dass ein gezieltes Muskelaufbautraining Rückenschmerzen nicht nur lindern, sondern im Vorfeld bereits verhindern kann.

Wenn Sie es schaffen, regelmäßiges Training – wie das Zähneputzen – fest in Ihren Alltag zu integrieren, bringen Sie Ihren Rücken in relativ kurzer Zeit in Form. Dabei sind folgende Punkte zu beachten:

- Trainieren Sie regelmäßig. Täglich fünf Minuten sind besser als eine Stunde in der Woche.
- Erwarten Sie am Anfang nicht zu viel. Haben Sie Geduld, Erfolge stellen sich nicht sofort ein, kommen aber bei längerem Üben ganz sicher.
- Beginnen Sie langsam mit den Bewegungsübungen und steigern Sie sich allmählich. Kämpfen Sie nie gegen sich selbst, denn ein Zuviel bringt genauso wenig wie ein Zuwenig.
- Üben Sie immer in die Richtung hinein, die nicht oder nur wenig schmerzt. Übermäßige Bewegungen in geschädigten Rückenteilen sollten Sie auf jeden Fall meiden.
- Bei den Spannungsübungen sollten Sie versuchen, die Spannung pro Übungseinheit für mindestens zehn Sekunden zu halten.
- Achten Sie bei jeder Übung auf die Atmung. Atmen Sie immer gleichmäßig: Bei der Anstrengung ausatmen, mit der Entlastung einatmen!

- Nutzen Sie zwischendurch einen Gymnastikball und setzen Sie sich immer mal wieder darauf. Das lockert die Bandscheiben, bringt die Wirbelsäule wieder ins Lot und trainiert sanft die Rückenmuskulatur: Setzen Sie sich aufrecht auf den Ball, und stellen Sie die Füße etwas mehr als hüftbreit auseinander fest auf den Boden. Versuchen Sie dann, ganz leicht zu wippen, ohne den Halt zu verlieren.

> Rücken und Beckenboden bilden insbesondere bei der Frau eine funktionelle Einheit und beeinflussen sich gegenseitig. Stabilisierende Übungen für die Wirbelsäule müssen folglich im Beckenbereich beginnen bzw. die Stabilität muss aus dem Becken heraus aufgebaut werden. Aus diesem Grund finden Sie einige Übungen, die den Beckenboden miteinbeziehen.

Becken und Rücken in Bewegung

Übung 1: Die Beckenuhr
- Legen Sie sich auf den Rücken, die Beine sind aufgestellt. Die Arme liegen gelöst neben dem Körper, auch die Schultern sinken entspannt in den Boden.
- Nun spüren Sie das Kreuzbein auf der Unterlage und stellen sich auf Ihrem Kreuzbein ein Ziffernblatt vor: Die „6" ist am Steißbein (Richtung Beine), die „12" ist an der Lendenwirbelsäule (Richtung Kopf). „9" und „3" liegen rechts und links am Rand des Ziffernblattes.
- Rollen Sie Ihr Becken aufwärts von der „6" zur „12". Dabei verkürzt sich der Bauch, und der Rücken drückt gegen die Unterlage. Das Schambein nähert sich dem Bauchnabel (Abb. 1). Nun wandert der Druck nach unten auf die „6" zum Steißbein (Abb. 2).

Becken und Rücken in Bewegung | 143

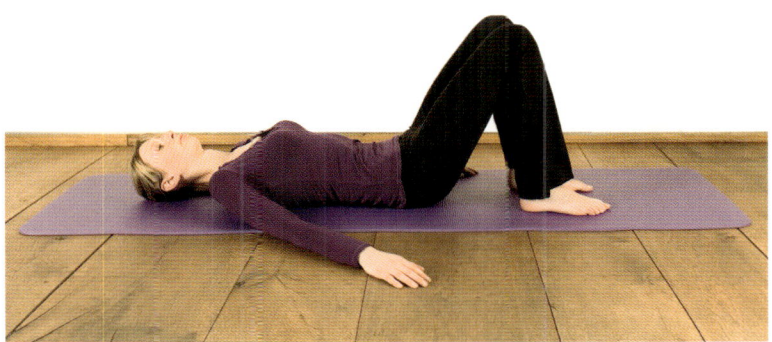

Abb. 1: Die Beckenuhr – das Becken rollt auf die 12

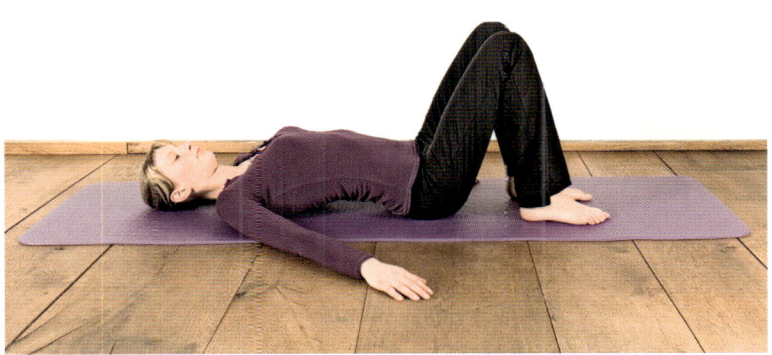

Abb. 2: Die Beckenuhr – das Becken rollt auf die 6

- Dieses Wechselspiel vollführen Sie so lange, bis es mit Leichtigkeit geht. Ruhen und nachspüren, was sich verändert hat.
- Schaukeln Sie jetzt zwischen der „3" und der „9" hin und her, bis auch dies mit Leichtigkeit geschieht. Bemerken Sie, was sich bewegt, was sich verändert und ruhen danach.
- Nun kreisen Sie das Becken im Uhrzeigersinn und tippen der Reihe nach die Ziffern 6 – 9 – 12 – 3 an. Lassen Sie dabei den Atem ganz gelöst fließen! Danach wechseln Sie die Richtung und kreisen gegen den Uhrzeigersinn.

Wie oft?
Ungefähr 4–6 x in jede Richtung

Übung 2: Der Anker
- Korrekte Sitzhaltung auf Stuhl oder Hocker einnehmen. Die Füße stehen hüftbreit auf dem Boden (Abb. 3).
- Drücken Sie beide Fersen nach unten, wobei die Zehenballen wie mit Druckknöpfen am Boden verhaftet bleiben (Abb. 4).
- Spüren Sie, wie besonders der hintere Teil des Beckenbodens sich schließt. Sie können es gar nicht verhindern, wohl aber verstärken, indem Sie die Sitzbeinhöcker zur Mitte ziehen. Bewahren Sie Ihre aufrechte Haltung dabei! Jedes Mal läuft die Spannung von der Ferse bis zu den Sitzbeinhöckern hoch.
- Lösen Sie die Spannung so, dass die Spannung von den Sitzbeinhöckern hinunter bis zu den Fersen geht, bis sie ganz in Boden versinkt. Spannung und Entspannung wechseln sich ab.

Wie oft?
Ungefähr 4–6 x

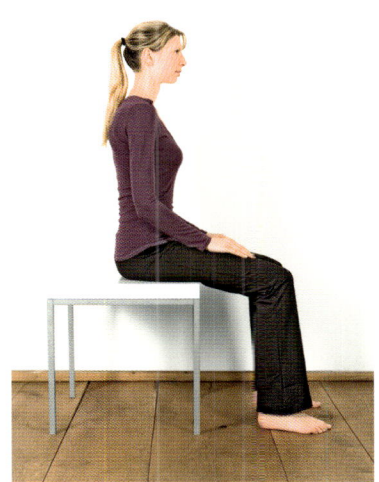
Abb. 3: Korrekter Sitz

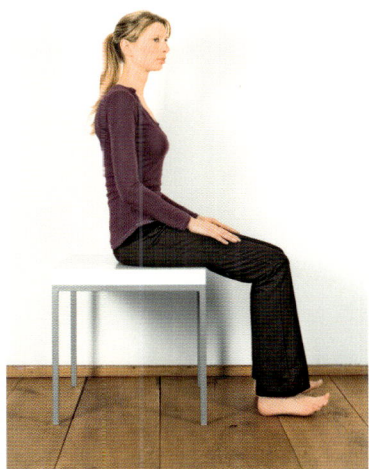
Abb. 4: Der Anker, Fersendruck

Übungen auf dem Sitzball

Übung 1: Beckentanz
- Setzen Sie sich auf einen Sitzball. Die Füße sind gut verankert und die Knie genau über den Fersen. Nun die Wirbelsäule gut aufspannen, indem Sie den Scheitelpunkt nach oben dehnen und das Steißbein nach unten in den Ball fließen lassen (Abb. 5).
- Tasten Sie zunächst nach Ihrem Steißbein und reiben es ein wenig, um dort ein Empfindungsfeld zu schaffen. Dann legen Sie die Hände wieder auf den Oberschenkeln ab. Nun bewegen Sie Ihr Steißbein in jede Richtung – vor, zurück, rechts, links und im Kreis. Zeichnen Sie geometrische Formen damit oder was Ihnen einfällt!

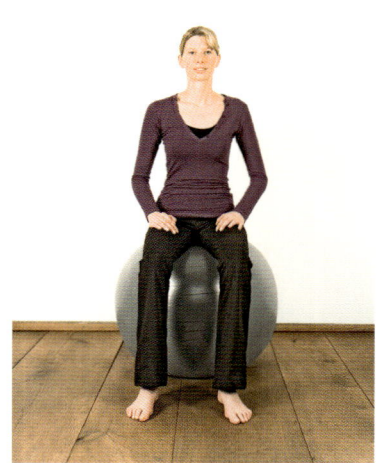 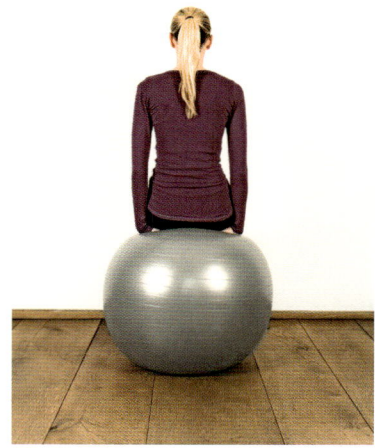

Abb. 5: Beckentanz, von vorne

Abb. 6: Beckentanz, von hinten – Sitzbeinhöcker orten

- Nun ertasten Sie Ihre Sitzbeinhöcker und lassen dann auch diese einen vergnügten Tanz in alle Richtungen ausführen (Abb. 6). Beachten Sie, wie variationsreich die Sitzbeinhöcker sich bewegen, nicht nur vor und zurück, rechts und links: Es kann sich auch ein Sitzbeinhöcker nach hinten bewegen, während der andere nach vorne rollt.

Wie oft?
Ungefähr 20x

Übungen auf dem Sitzball

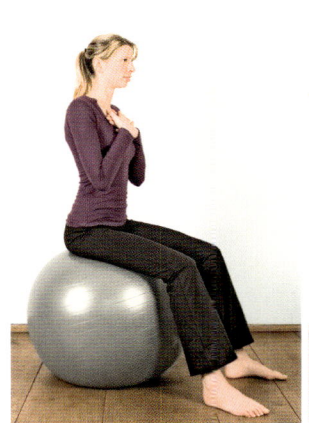
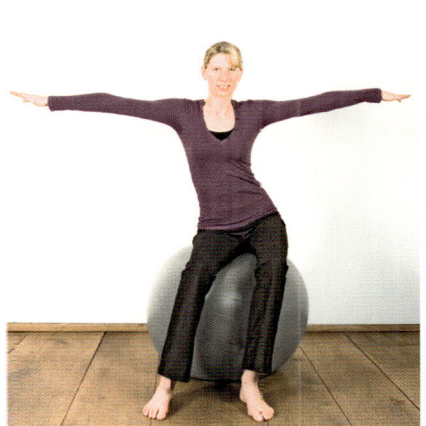
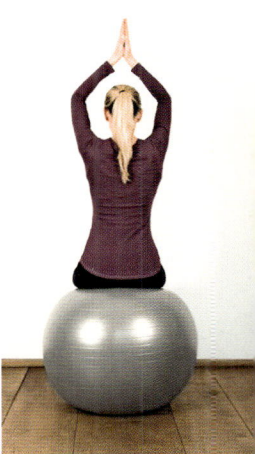

Abb. 7: Hula-Hula, vor – zurück

Abb. 8: Hula-Hula, das Becken tanzt nach rechts und links

Abb. 9: Hula-Hula im Kreis, Arme hoch über den Kopf

Übung 2: Hula-Hula

a) Hula-Hula: vor – zurück (Abb. 7)
- Hände vor der Brust verschränken, Füße und Beine hüftbreit ausrichten. Gerade sitzen.
- Die Sitzbeinhöcker rollen den Ball nach vorne, zurück zur Mitte und nach hinten und wieder zur Mitte usw. Sie bemerken den Spannungswechsel in der Beckenbodenmuskulatur.
- In jeder Phase der Übung bleibt die Brustwirbelsäule gestreckt und der Sitz aufrecht. Nur die Lendenwirbelsäule bewegt sich mit.

b) Hula-Hula rechts – links (Abb. 8)
- Strecken Sie die Arme seitlich in Schulterhöhe aus, lassen Sie Schultern und Schulterblätter sinken und rollen Sie jetzt den Ball einige Male nach rechts und nach links. Ihr Oberkörper bleibt genau in der Mitte. Nur Ihr Becken bewegt sich nach rechts und links.

- Dabei geht alle Kraft von den Sitzbeinhöckern aus: Der rechte Sitzbeinhöcker zieht zur Mitte und lenkt alle Kraft nach links, der Ball rollt nach links und umgekehrt zurück und nach rechts …

c) Hula-Hula: im Kreis (Abb. 9)

- Nehmen Sie die Arme hoch über den Kopf und legen Sie die Handinnenflächen aneinander. Diesmal geht es rund, und alle Punkte des Beckenbodens werden nacheinander belastet.
- Der Oberkörper bleibt die ganze Zeit aufgespannt und die Füße gut im Boden verankert. Ziehen Sie die Sitzbeinhöcker zusammen und rollen Sie den Ball mit der Beckenbodenkraft nach vorne, schicken dann die Kraft nach rechts, nach hinten, nach links und wieder nach vorne.
- Beschreiben Sie einen großen Kreis und nehmen Sie wahr, wie die Spannung in der Beckenbodenmuskulatur laufend wechselt. Sie beschreiben zunächst den Kreis im Uhrzeigersinn und wechseln dann die Richtung gegen den Uhrzeigersinn.

Wie oft?
Ungefähr 5x in jede Richtung

Übungen auf allen Vieren

Übung 1: Katzenbuckel
- Knien Sie auf einer weichen Decke oder Matte oder legen Sie ein zusammengerolltes Tuch unter die Knie und lassen Sie die Knie hüftbreit auseinander stehen. Stützen Sie die Hände unter den Schultern ab und lassen Sie die Fingerspitzen leicht nach innen zeigen (Abb. 10). Schultern entspannen! Der Rücken muss in der Ausgangsposition immer ganz gerade sein.

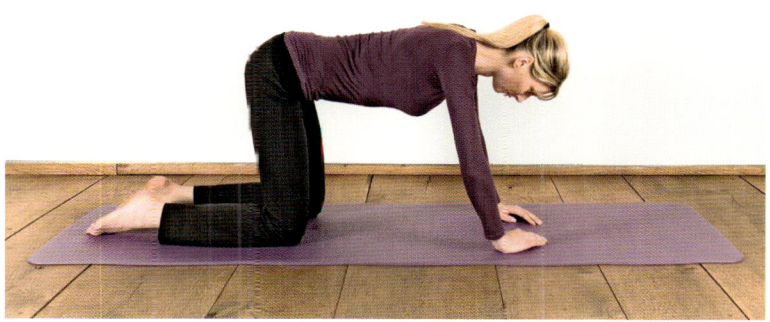

Abb. 10: Vierfüßlerstand, Rücken gerade

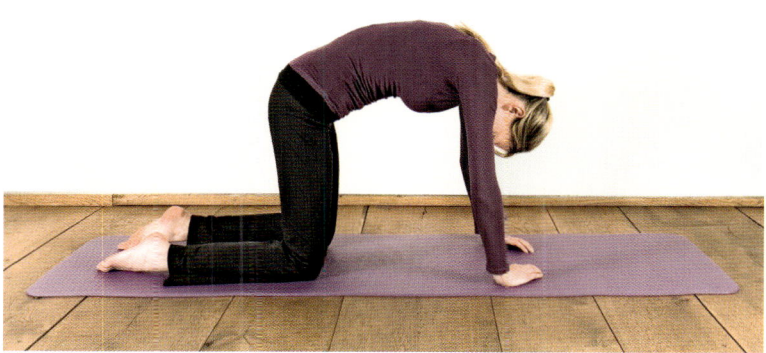

Abb. 11: Vierfüßlerstand, Rücken rund

- Wölben Sie den Rücken wie eine Katze nach oben (Abb. 11). Danach den Rücken bis in eine neutrale Position senken, sodass der Rücken gerade ist. Der Kopf wird dabei nicht angehoben, sondern bleibt in Verlängerung der Wirbelsäule, der Blick ist zum Boden gerichtet (Abb. 10).
- Ziehen Sie die Sitzbeinhöcker zusammen und lassen das Steißbein fußwärts und dann zwischen die Beine durch nach vorne wandern. Das Kreuzbein hebt sich, und der Rücken bewegt sich wie eine Katze nach oben. In Zukunft heißt die Zauberformel nur noch: zusammenziehen und Rücken lang.
- Den Rücken wieder senken, die Sitzbeinhöcker entfernen sich voneinander, das Kreuzbein wird gesenkt.
- Atmen Sie ein. Beim Ausatmen runden Sie den Rücken wie eine Katze nach oben und spannen die gesamte Beckenbodenmuskulatur an (Abb. 11). Lösen und einatmen.

Wie oft?
Ungefähr 6–8 x

Übung 2: Hyäne

- Kommen Sie in den Vierfüßlerstand. Die Knie soweit wie möglich auseinanderstellen. Die Hände exakt unter die Schultern, Fingerspitzen leicht nach innen gerichtet, sodass die Hände kleine Höhlen bilden. Die Ellenbogen sind leicht gebeugt und zeigen zur Seite. Der Rücken ist lang und gerade (Abb. 12).
- Aktiv den ganzen Körper mit geradem Rücken nach vorne schieben. Die Schultern liegen vor den Händen (Abb. 13).
- Zurück zur Ausgangsstellung. Der Rücken bleibt lang, der Kopf in Verlängerung der Wirbelsäule.
- Ausatmen – Spannung aufbauen und Körper vorschieben; einatmen – zurück in die Ausgangsstellung.

Wie oft?
Mindestens 6x

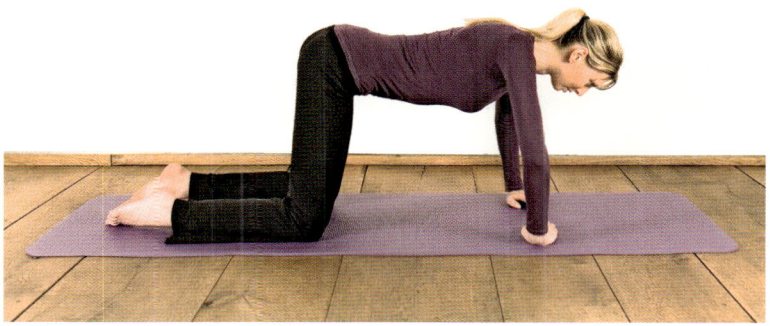

Abb. 12: Hyäne, Rücken lang

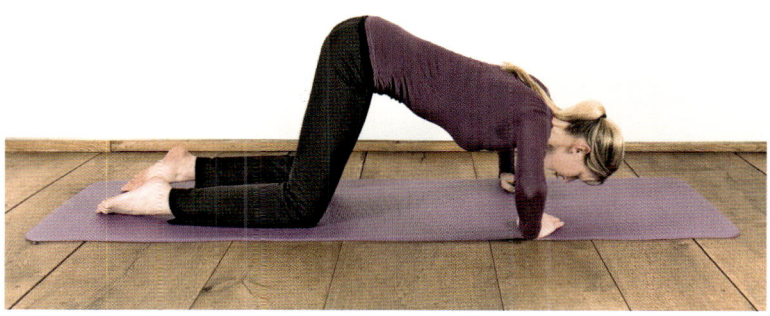

Abb. 13: Hyäne, gesenkter Oberkörper

Übungen für Kraft und Ausdauer

Übung 1: Üben auf dem Sitzball (Partnerübung)
- Sie setzen sich zu zweit Rücken an Rücken auf einen Sitzball, platzieren die Füße sicher am Boden im schulterbreiten Abstand, die Hände ruhen auf den Oberschenkeln.
- Aufrecht sitzen und die Wärme und den Halt durch den anderen spüren. Beide kreisen gemeinsam den Ball.
- Beide ziehen den Ball mit den eigenen Sitzbeinhöckern zu den Füßen nach vorne und sagen dabei „ziehen, ziehen" (ca. zehn Sekunden) und durch gemeinsames Kommando „loslassen (ca. 20 Sekunden); 2x wiederholen.
- Beide Partner ziehen mit gleicher Kraft mit dem jeweils linken Sitzbeinhöcker den Ball nach rechts und sagen dabei „rechts, rechts, rechts" (ca. zehn Sekunden, Abb. 14), „und" (Kommando zum Richtungswechsel) „links, links, links" (ca. zehn Sekunden) – zurück in die Ausgangsstellung.
- Zum Schluss wieder gemeinsam den Ball kreisen lassen.

Wie oft?
Jeweils 3x

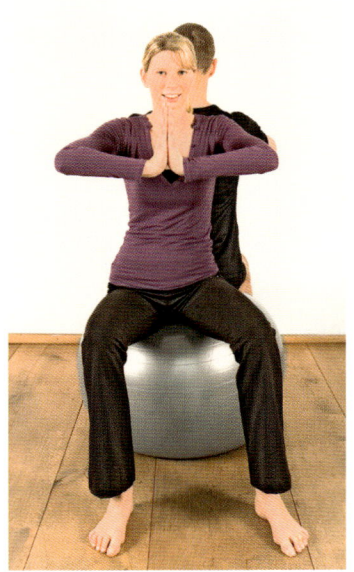

Abb. 14: Gemeinsam sind wir stark, beide ziehen nach rechts

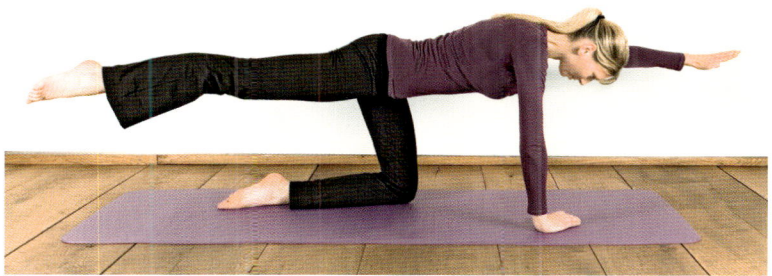

Abb. 15: Überkreuz, aus dem Vierfüßlerstand

Übung 2: Üben im Vierfüßlerstand (1)

- Kommen Sie in den Vierfüßlerstand. Arme und Beine sind etwa hüft- bzw. schulterbreit auseinander, die Hände minimal einwärts gedreht, die Ellenbogen leicht gebeugt.
- Heben Sie gleichzeitig den linken Arm und das rechte Bein (Abb. 15). Strecken Sie sie diagonal soweit aus, als wollten Sie mit den Finger- und Zehenspitzen die gegenüberliegende Wand berühren; sie bilden mit dem Rücken eine waagerechte Linie. Der Kopf ist auch in diese Linie eingeordnet, der Blick fällt gerade nach unten. Fertig ist der Vierfüßler auf zwei Beinen! Sie halten die Stellung über zwei Atemzüge.
- Kehren Sie einatmend in die Ausgangsstellung zurück, entspannen Sie und wechseln die Diagonale.
- Wiederholen Sie einige Male den Seitenwechsel und achten Sie darauf, dass der Rücken in Mittelstellung bleibt, kein Katzenbuckel oder Hohlkreuz entsteht und die Atmung nicht angehalten wird.

Wie oft?
Jede Diagonale 3–5 x

Übung 3: Üben im Vierfüßlerstand (2)
- Knien Sie sich hin und stützen Sie die Ellenbogen unter den Schultern auf die Matte, legen Sie die Unterarme mit der Kleinfingerseite auf. Die Finger zeigen nach vorne. Hinterkopf und Wirbelsäule bilden eine Line, der Blick geht zur Unterlage.
- Ein- und ausatmen, Zehenspitzen aufstellen, den Rücken lang ziehen, Spannung aufbauen (Abb. 16).
- Heben Sie beide Knie vom Boden ab und strecken Sie die Beine, sodass das Becken hochsteigt. Die Unterarme bleiben unverändert liegen. Der Rücken bleibt stabil. Ihr Körper bildet ein Dreieck (Abb. 17).
- Im Zehengang in kleinen Schritten rückwärts gehen, aber nur soweit, wie Sie die Körperspannung halten können und der Rumpf stabil bleibt (Abb. 18).
- Bei gut trainierten Bauchmuskeln können Sie ganz in die Streckung gehen, nur die Zehen und Unterarme/Hände haben Bodenhaftung und sind die Pfeiler Ihrer Körperbrücke. Nun in die Ausgangsstellung zurücktrippeln und verschnaufen.
- Achtung, Luftanhalten muss unbedingt vermieden werden! Deshalb tönen Sie laut: Auf dem Hinweg sagen Sie z. B. „trapp-trapp-trapp", und auf dem Rückweg „tripp-tripp-tripp".

Wie oft?
2–5 x

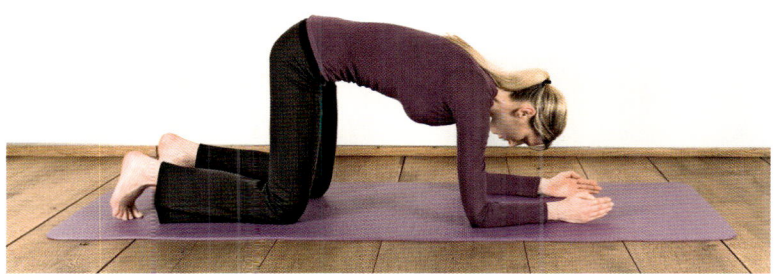

Abb. 16: Körperbrücke, Start

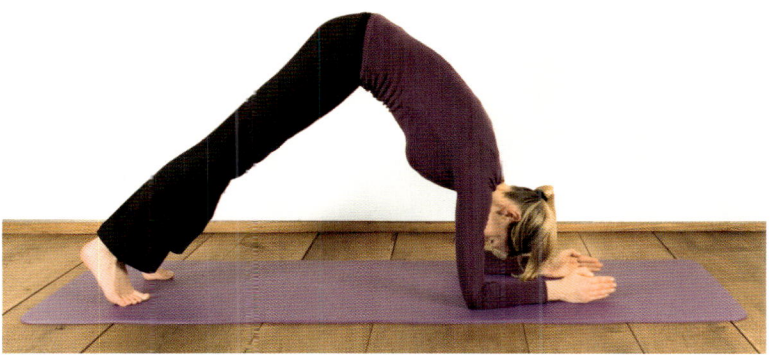

Abb. 17: Körperbrücke am höchsten Punkt

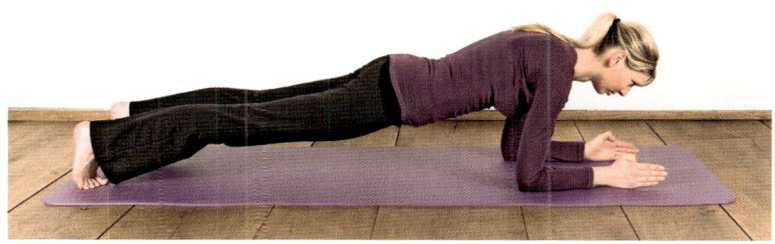

Abb. 18: Körperbrücke, Endstellung

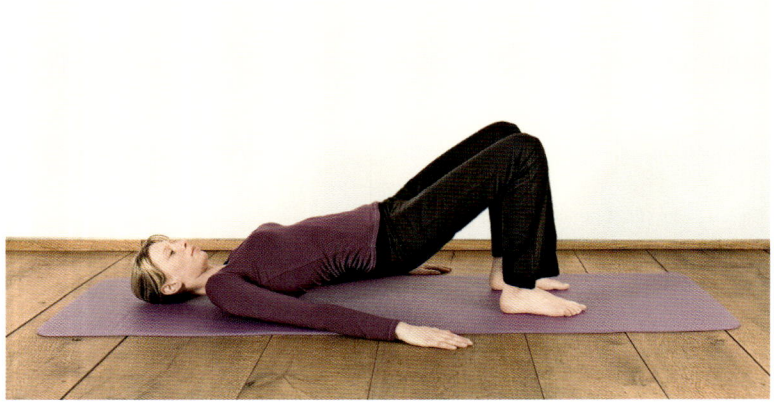

Abb. 19: Kraftbrücke

Übung 4: Üben in der Rückenlage (1)
- Rückenlage einnehmen, Füße hüftbreit auseinander aufstellen, Arme neben dem Körper. Schultern und Rücken sinken in die Unterlage, auch der Bauch ist vollkommen entspannt und sinkt zum Rücken hinunter (Abb. 19).
- Rücken lang, Fersen in den Boden stemmen.
- Schambein zum Nabel aufrollen, bis sich die Rückenwirbel wie eine Perlenkette aufrollen und soweit anheben, wie die Spannung dabei gehalten werden kann (sonst gibt es einen Krampf in den Oberschenkeln!).
- Das Schambein ist der höchste Punkt, an dem die Wirbelsäule wie eine Hängebrücke befestigt ist. Anfangs hebt sich die Wirbelsäule wahrscheinlich nur bis zur Lendenwirbelsäule, später kann sich je nach Tagesform die ganze Wirbelsäule hochheben.
- Wenn Sie mögen, bleiben Sie einige Atemzüge oben, dann rollen Sie mit Mikrobewegungen langsam abwärts.

- Lassen Sie zum Schluss (Spannungsabbau) die Spannung aus dem Beckenboden fließen, geben Sie den Fersendruck nach und strecken Sie die Beine aus.

Wie oft?
3 x wiederholen, aber nach jeder Übungsausführung pausieren

Übung 5: Üben in der Rückenlage (2)
Wie bei der Kraftbrücke werden auch hier alle Kräfte zwischen Taille und Knie geweckt, der Po geliftet, die Hüftgelenke entlastet und die Kreuzschmerzen weggedehnt.
Start siehe Übung 4, S. 156.
- Rücken lang machen, Gesäß bleibt entspannt.
- Das Steißbein hebt sich zuerst vom Boden, dann das Kreuzbein, dann die Lendenwirbelsäule. Soweit die Beckenbodenspannung hält, den Rücken heben. Dabei weiteratmen und den Fersendruck bewahren.
- Wenn Sie den für Sie höchsten Punkt (nach Tagesform verschieden) erreicht haben, pulsieren Sie, also 5 % der Beckenbodenspannung lösen und wieder voll spannen, mindestens 10 x pulsieren. Steigern auf 40 x!
- Danach den Rücken langsam abrollen und entspannen.

Wie oft?
3–5 x, wenn Sie geübt sind, auch häufiger

Übung 6: Üben im Seitstütz (1)

- Seitlage einnehmen, Beine leicht anwinkeln; auf den rechten Unterarm stützen, den linken Arm in die Hüfte stützen. Die Wirbelsäule muss gerade verlaufen. Der Kopf ist in einer Linie mit der Wirbelsäule, die Hüften stehen exakt übereinander.
- Dann die Hüfte hochheben, bis der Körper eine Linie bildet (Abb. 21). Das Becken darf nicht nach vorne drehen!
- Aus dieser Position das Becken 8–10x heben und senken. Seite wechseln.

Wie oft?
Jede Seite 2–3x

Übung 7: Üben im Seitstütz (2)

- Legen Sie sich auf die linke Körperseite und gehen Sie in die gleiche Startposition wie in der vorangegangenen Übung.
- Rücken längen, Taille anheben, bis der Körper eine Linie bildet.
- Das rechte Knie anheben, der Fuß hängt entspannt, die Hüftknochen stehen vertikal übereinander. (Abb. 22)
- Den rechten Arm locker über den Kopf heben.
- Nun aktivieren Sie den Beckenboden, bis sich das obere Bein soweit anhebt, dass die Knie etwa hüftbreit stehen. Wenn sich dabei der Oberschenkel leicht nach außen dreht, merken Sie die Vernetzung des Beckenbodens mit den Hüftmuskeln.
- Nun mit dem Beckenboden pulsieren, d. h. volle Spannung, dann 5 % lösen.
- Im Wechsel zuerst 10x, später auf 25 Pulse steigern. Seite wechseln.

Wie oft?
Jede Seite 2–3x

Übungen für Kraft und Ausdauer | 159

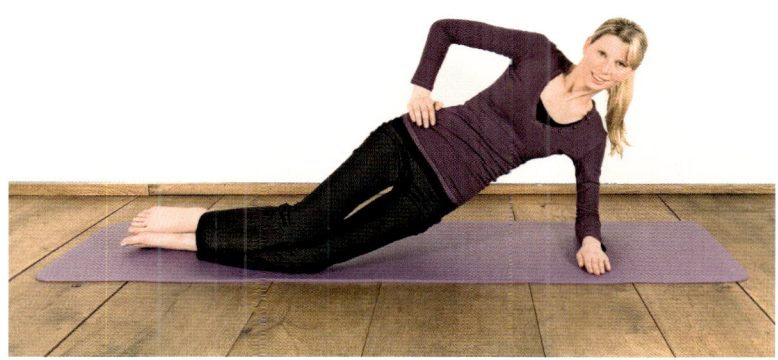

Abb. 20: Seitstütz

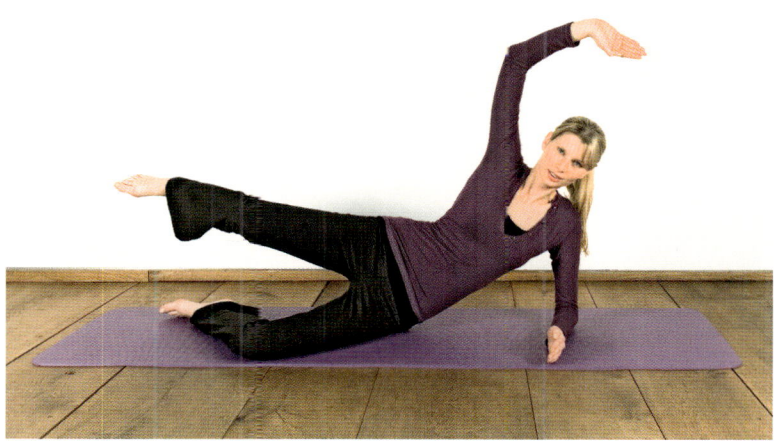

Abb. 21: Kleine Beinschere

Übung 8: Üben im Seitstütz (3)

- Seitlage, auf dem Ellenbogen aufgestützt. Dieser befindet sich unter der Schulter, die obere Hand stützt am Beckenkamm. Der Körper bildet eine Linie, die Knie nach vorne angewinkelt ablegen.
- Den Rücken aufspannen, bis die Hüfte sich hebt. (Abb. 22)
- Das obere Bein vor dem Körper lang ausstrecken und das Bein anheben, den Rücken lang ziehen, Beckenboden schließen, die Sitzbeinhöcker zusammenziehen und die Beckenbodenspannung verstärken, leicht lösen, verstärken usw. (= pulsieren). Der aktivierte Beckenboden bewirkt eine leichte Außendrehung des Beines. Die Ferse ist tiefer als die Zehen!
- Nach dieser Übung die Anspannung des Beckenbodens kontrolliert und langsam lösen. Seiten wechseln.

Wie oft?
2–3x, pulsieren jeweils 10–30x

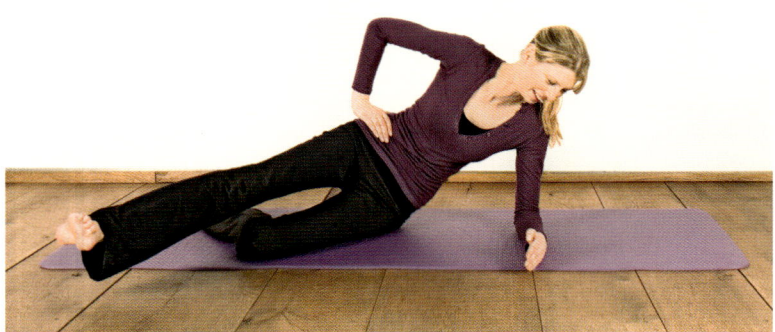

Abb. 22: Liegestütz aus Seitlage

Wichtig: Stretching nicht vergessen!

Stretching hat positive Effekte auf den Organismus, indem es Körpergefühl und Wohlbefinden verbessert. Eine individuell optimale Beweglichkeit liegt dann vor, wenn die über ein Gelenk ziehenden Muskeln dieses einerseits stabilisieren und es andererseits in seinem Bewegungsspielraum nicht einschränken. Normalerweise sind jüngere Menschen beweglicher als ältere und Frauen beweglicher als Männer, jedoch kann jeder im individuellen Rahmen seine persönliche Beweglichkeit durch Stretching verbessern.

Stretching vergrößert den maximal erreichbaren Gelenkwinkel. Im Übrigen ist ein gut dehnbarer Muskel weniger anfällig für Verletzungen, wie zum Beispiel Zerrungen oder Überlastungsbeschwerden.

Stretching erhält und fördert das muskuläre Gleichgewicht und verbessert so die Körperhaltung. Gut dehnbare Muskeln sind eine wichtige Voraussetzung dafür, rückenfreundlich stehen und sitzen zu können. Gleichzeitig wirkt es Verspannungen sowie daraus resultierenden Gesundheitsbeeinträchtigungen wie beispielsweise Rückenbeschwerden und Kopfschmerzen entgegen.
Durch Stretching wird auch die Stresstoleranz erhöht. Das bewusste Dehnen der Muskeln entspannt nicht nur Körper, sondern auch Geist.

Allgemeine Stretchingregeln
- Dehnen Sie die jeweiligen Muskeln langsam so weit, bis ein leichtes Ziehen zu spüren ist. Üben Sie nicht gegen den Schmerz. Es gibt Tage, an denen das Stretchen einfach erscheint und andere, an denen sich der Körper steifer anfühlt. Gehen Sie auf diese individuelle Tagesform ein und lassen sich nicht zu falschem Ehrgeiz verleiten.
- Verharren Sie in der als angenehm empfundenen Dehnstellung 15 bis 30 Sekunden.
- Halten Sie während der Übungen nicht die Luft an, sondern atmen Sie ruhig und regelmäßig.
- Dehnen Sie immer beide Körperseiten.
- Bei der Auswahl von Stretchingübungen sollten Sie zum einen die besonders beanspruchten Muskeln bedenken. Wenn Sie beispielsweise viel joggen, dehnen Sie anschließend die Beinmuskeln. Darüber hinaus sollten Sie vor allem die Muskeln berücksichtigen, die typischerweise zu Verkürzungen neigen. Dies sind: Schultergürtelmuskulatur, Brustmuskulatur, untere Rückenmuskulatur, vordere und hintere Oberschenkelmuskulatur, Wadenmuskulatur.
- Stretchingübungen sollten Sie regelmäßig, am besten zwei- bis dreimal in der Woche durchführen.

Register

Akuter Schmerz 15, 29, 104, 112, 136
Anamnese 31, 64, 66

Bandapparat 26, 57
Bänder 12, 19, 22, 26 f., 41, 47, 50, 55, 57 ff., 98
Bandscheibenprobleme 37 f., 99
Bandscheibenvorfall 13, 41 ff., 54 f., 71, 96 ff., 103
Bandscheibenvorwölbung 13, 41
Bauchmuskulatur 58, 61, 131
Beckenboden 142
Beckenschiefstand 52 f., 68
Belastung 10, 20, 22, 25, 27, 31, 37 ff., 48, 54 ff., 58 f., 62, 114 ff., 118, 122, 124, 127, 131 ff., 135 f.
Beweglichkeit der Wirbelsäule 25 f., 58
Bewegungsmangel 55, 59, 61, 139
Bewegungssegment 27, 54, 59, 97, 99
Brustwirbel 19 f., 25, 43, 46, 48, 58

Chronischer Schmerz 29, 33, 48

Diagnose 36, 63 f., 66 f., 70, 74 f., 85
Diskogener Schmerz 48
Druck 24, 29, 32, 39 ff., 45, 57, 66, 81 f., 104

Druckbelastung 29, 39 ff., 122, 127, 131

Entlastung 13, 24, 59, 103, 109 f., 113, 115 f., 138
Ernährung 24, 40, 55, 60, 100, 109

Fehlbelastung 37, 40, 54 f., 57 f., 118

Foramenstenose 37, 47

Gallertkern 22 f., 39, 41, 96

Halswirbel 17 ff., 25, 43, 46, 51 f., 68, 99, 110 f., 115 f., 130
Hexenschuss 13, 29, 38, 103
Hinteres Längsband 26, 44

Körperhaltung 14, 37, 46, 66, 82, 139

Lendenwirbel 17 ff., 25, 38, 42 f., 46, 51, 55, 58, 61, 71, 90, 111, 120, 128 f., 131, 133, 137

Medikamente 65, 78 f., 92 ff., 100, 105 f.

Nervensystem 21, 31, 59, 78, 81, 84

Osteoporose 37, 49 ff., 58 f., 94, 100

Psychosomatischer Rückenschmerz 61, 74

Rückenmark 17, 21, 32, 41, 45, 47 f., 51 f., 56, 71, 79
Rückenmuskulatur 19, 27 f., 38, 58, 62, 83, 118, 122, 130, 133, 136
Rückenprobleme 38, 61, 73, 100 ff., 115 f., 118
Rückenschule 114, 136, 139 f.
Rumpfmuskulatur 16, 27 f., 54, 57, 109

Schlafen 128 ff.
Schmerzrezeptoren 31, 33
Schmerztagebuch 65
Schmerzursache 33 f., 38, 45, 48 f., 54, 80
Schmerzwahrnehmung 32 f., 35
Selbsthilfe 11, 101 ff., 108, 139
Sitzen 118 ff., 127
Skoliose 37, 52 ff.
Spinalkanalstenose 37, 47
Sport 51, 55, 61, 109, 113 ff., 137 f.
Symptome 12, 14, 38, 42, 47, 52, 54, 63, 66, 70, 78, 93, 103

Therapien 10, 31, 35, 44, 50, 62 f., 67, 69, 70, 74 f., 76 ff., 80-92, 94–114
Tipps 134 f.
Training 141

Überbelastung 37, 60
Übungen 107, 114, 117, 126, 138, 141
–, auf allen Vieren 148
–, auf dem Sitzball 145
–, für Kraft und Ausdauer 152

Verschleiß der Bandscheibe 40, 45, 57, 97
Vorderes Längsband 26

Wärmeanwendungen 65, 86, 89, 91, 104, 108, 130, 137
Wirbelbogen 17, 19, 26, 47, 97 f.
Wirbelkörper 17 f., 21 ff., 26, 41, 49, 51, 59 f., 99
Wirbelsäulenabschnitte 13, 17 ff., 25, 39, 58, 84
Wirbelsäulenerkrankungen 49, 70, 87
Wirbelsäulenverletzung 51 f.